AF834072

Geest-Verlag
Verlag für engagierte Literatur

Für die, die hoffen, dass ihre Worte und Gedanken eines Tages in einer Welt ankommen, die wirklich zuhört und bereit ist zu antworten.

Autismus
-
Die Sehnsucht nach einer Welt, die antwortet

Corinna Anne Hoffmann

Corinna Anne Hoffmann

Autismus –
Die Sehnsucht
nach einer Welt,
die antwortet

Geest-Verlag 2025
7. Auflage März 2026
ISBN 978-3-69064-484-6

© 2025 Geest, Visbek
Verlag: Geest-Verlag
Marienburger Str. 10
49429 Visbek
Tel. 04445-3895913
info@geest-verlag.de
www.Geest-Verlag.de

Druck: Geest-Verlag
Alle Rechte vorbehalten

Printed in Germany

Inhaltsverzeichnis

Vorwort

Liebe Leserinnen und Leser,

herzlich willkommen zu den Seiten meines Lebens, die ich mit Ihnen teilen möchte. Dieses Buch ist das Resultat zahlreicher Anfragen nach mehr Einblicken in mein Erleben als autistische Person, nach meinen Erfahrungen und den Lektionen, die das Leben im Autismus-Spektrum mit sich bringt.

In meinen Worten werden Sie Einblicke in eine fremde Welt finden, die geprägt ist von unterschiedlichsten Erfahrungen, intensiven Empfindungen und dem fortwährenden Bestreben, verstanden zu werden.

Mein Leben mit Autismus war niemals einfach. Von meinen ersten Tagen als Kind bis hin zu den Herausforderungen des Erwachsenenlebens musste ich immer wieder mit Missverständnissen, Vorurteilen und dem Gefühl der Andersartigkeit kämpfen. Aber ich bringe hier auch die Schönheit der autistischen Wahrnehmung näher.

Es ist wichtig zu verstehen, dass Autismus nicht einfach eine Störung ist, die es zu heilen gilt. Es ist ein tief verwurzelter Teil der Identität des Betroffenen, der ihn oder sie zu dem Menschen macht, der er oder sie ist.

Möge dieses Buch nicht nur eine Quelle der Erkenntnis sein, sondern auch ein klingender Dialog, der das Verständnis zwischen den verschiedenen Welten fördert. Vielleicht finden wir in diesen Zeilen nicht nur Antworten, sondern auch Verbindung.

Eines noch ...
Bevor Sie in mein Buch eintauchen, möchte ich Ihnen versichern, dass mein Ziel darin besteht, niemanden anzugreifen oder zu verletzen. Jedes Wort, das hier zu lesen ist, ist mit Bedacht und Sensibilität gewählt worden, um Respekt und Verständnis zu vermitteln. Doch ich bin mir auch bewusst, dass es unmöglich ist, es allen recht zu machen.

Einige Menschen bevorzugen zum Beispiel die „Mensch zuerst“-Formulierung und würden mich als „Person mit Autismus“ bezeichnen. Damit soll betont werden, dass ich über meine Diagnose hinaus eine eigenständige Person bin. Ich habe großes Verständnis für diese Sichtweise, da sie darauf abzielt, die Individualität und Würde jeder einzelnen Person zu betonen.

Andererseits gibt es Menschen, die sich lieber als „Autisten“ bezeichnen lassen. Für sie ist Autismus ein Teil ihrer Identität, frei von Stigmatisierung oder negativen Konnotationen. Sie fühlen sich durch den Begriff „Autist“ besser repräsentiert und empfinden ihn als ehrliche Anerkennung ihrer Besonderheiten.

Es ist mir wichtig zu betonen, dass ich niemanden ausschließen oder diskriminieren möchte, weder in Bezug auf die Verwendung von Sprache noch in der Frage des Genderns. Es gibt unterschiedliche Meinungen und Präferenzen zum Gendern, und meine Entscheidung, auf Sternchen oder ähnliche Formen zu verzichten, war keine leichte.

Meine Worte sind inklusiv gemeint, wenn ich von Autisten spreche, schließe ich sowohl Autistinnen als auch alle autistischen Menschen ein, die sich keiner exklusiven Geschlechtszuordnung unterwerfen möchten. Diese Offenheit sollte für jeden verständlich sein, insbesondere in Anbetracht der Tatsache, dass Autisten nicht in vorgefertigten Kategorien denken. Das Gendern bleibt ein aktuelles und kontrovers diskutiertes Thema, und ich bitte darum, meinen Text im Sinne von Wohlwollen und Verständnis zu betrachten.

Die folgenden Kapitel sind eigenständig, lassen sich jedoch zu einem Mosaik des Verstehens und der Erkenntnis zusammenfügen. Lass dich nicht von der sehr bildlichen Sprache irritieren; sie entspricht einfach meinem Denkstil, der stark von visuellen Vorstellungen geprägt ist.

Einleitung

Hallo,
ich freue mich auf unsere gemeinsame Reise durch dieses Buch.

Jeder Mensch handelt oder reagiert seiner Umwelt und anderen Menschen gegenüber basierend auf seinen Wahrnehmungen, Gedanken und Gefühlen – in dieser Weise verhält man sich dann. Die meisten Menschen ähneln sich in ihrem Verhalten, da ihre Wahrnehmungen, Gedanken und Gefühle ähnlich sind, obwohl sie nie genau gleich sind. Diese individuellen Unterschiede machen jeden Menschen einzigartig. Dennoch existieren gemeinsame Bezugsrahmen, innerhalb derer sich Menschen bewegen und orientieren können. Sie erkennen Signale, Hinweise und kommunizieren weitgehend auf ähnliche Weise. Bei Fremdsprachen gestaltet sich das Verständnis bereits schwieriger, da die Signale nicht mehr so klar sind. Einige Menschen finden sich jedoch nicht immer leicht in diesem Rahmen zurecht. Sie erkennen die Signale und Hinweise nicht und benötigen Unterstützung bei der Orientierung. Obwohl sie beispielsweise Deutsch sprechen, verstehen sie möglicherweise nicht immer, was gesagt wird, oder wissen nicht, wie sie sich ausdrücken sollen.

Autistische Menschen unterscheiden sich in ihrer Wahrnehmung, ihrem Denken und ihren Gefühlen von der sogenannten Norm. Autismus ist unsichtbar und kann äußerlich nicht erkannt werden. Im Alltag mit autistischen Menschen können Missverständnisse auftreten, da autistisches Verhalten von außen schwer zu verstehen ist. Hiermit möchte ich nun Einblicke in unsere autistische Welt geben. Der erste Teil des Buches behandelt meinen Werdegang, während der zweite Teil sich mit spezifischen Aspekten des Autismus auseinandersetzt, die durch Beispiele aus meinem persönlichen Erleben veranschaulicht werden.

Ja, genau, ich bin autistisch! Autismus ist mehr als nur eine Sammlung von Diagnosekriterien. Erlauben Sie mir, Ihnen zu erzählen, wie es für mich ist ...

1. Kindergarten

In der lebendigen Atmosphäre meines integrativen Kindergartens findet nun der Auftakt zu meiner Reise statt, auf der ich nicht nur die Diagnose, sondern vor allem mich selbst entdecke. Die Wochentage färbten sich mit den Begegnungen, die mich prägten. Die Straßen meines Lebens wurden zu pulsierenden Linien, die sich mit der Energie derer füllten, die sie betraten. Im Gegensatz zu den meisten anderen Kindern schickte ich meine Mutter schnell wieder nach Hause, denn die Idee der „Eingewöhnungszeit" erschien mir rätselhaft. Meine Tage entfalteten sich im malerischen Strudel von Bastelarbeiten, und die Freude fand ihren Höhepunkt auf einem riesigen Luftkissen, wo das Springen ein Spiel der Leichtigkeit war.

Im Kindergartenuniversum fanden meine Gedanken Zuflucht in einem Tunnel, einer Nestschaukel und dem mystischen Dachboden, der in meinem Empfinden eine runde Form annahm, nicht zuletzt dank des Bällebeckens, das sich dort befand. Die Dunkelheit dort oben übte auf mich eine faszinierende Anziehungskraft aus. In diesem Stadium meines Lebens konnte ich wohl kaum ahnen, dass meine Liebe zu runden Formen bereits keimte.

Das Aquarium im heimelig eingerichteten Esszimmer wurde zu einer Quelle der Faszination, die mich mit ihren geheimnisvollen Tiefen verzauberte. Doch trotz der fesselnden Momente im Kindergarten begann der Alltag mich zu langweilen. Etwa im Alter von vier Jahren wanderte mein Blick immer häufiger aus dem Fenster auf der Suche nach neuen Abenteuern und unbekannten Horizonten. Die Zeit im Kindergarten verlor für mich ihren Glanz, und die Menschen um mich herum wurden mühsam zu ertragen. Irgendwann beschloss ich, diesem Trubel zu entkommen und den Weg nach Hause anzutreten. Dieses Weglaufverhalten war, neben dem Aufreihen von Gegenständen, eines meiner ersten charakteristischen Merkmale des Autismus, an das ich mich noch erinnern kann. Ganz selbstverständlich zwängte ich mich unter einem Gatter hindurch und begab mich auf den Weg – 500 Meter, die ich selbstbewusst zurücklegte. Zu Hause traf ich niemanden an. Unbeeindruckt davon schlenderte ich in die angrenzende Doppelhaushälfte und griff mühelos nach einem Eis aus dem Gefrierschrank.

Es dauerte eine Weile, bis unsere aufmerksame Nachbarin meine Anwesenheit bemerkte. In solchen Fällen wurde der Kontakt zu meinen Eltern hergestellt, die mir einmal mehr erklärten, dass ich nicht einfach aus dem Kindergarten verschwinden durfte. Dieses Gebot der Vernunft blieb mir unklar, und bis heute zweifle ich daran, es vollständig verstanden zu haben. Meine Logik konnte sich oft nicht gegenüber den Gefühlen der Beteiligten durchsetzen. Daher frage ich mich heute, ob die Sorge um mein Wohlbefinden der eigentliche Grund war, weshalb ich nicht weglaufen durfte. Es scheint durchaus plausibel.

Mit der Zeit begannen die Erzieher, einige Kinder auf die bevorstehende Schulzeit vorzubereiten. Ich durfte daran teilnehmen und fand darin eine neue Freude. Obwohl ich bereits rechnen, schreiben und lesen konnte, bot die Schulvorbereitung eine willkommene Abwechslung zum monotonen Warten am Fenster. In diesen Momenten war ich ein unkompliziertes Kind – vorausgesetzt, ich war anwesend und nicht wieder davongelaufen.

Der beharrliche Einsatz meiner Mutter für meine Selbstständigkeit erwies sich als Segen. Endlich setzte sie durch, dass die Erzieher meine Händigkeit in Ruhe ließen und aufhörten, mich zur rechten Hand „umzuerziehen". Die Helferschere wurde abgeschafft, und man ließ mich im Allgemeinen mehr in Frieden. Das Gefühl der Unbeholfenheit wich, als ich endlich allein und still mit meinen Gedanken arbeiten konnte. Es war, als ob eine unsichtbare Last von meinen Schultern genommen wurde – eine Last, die schwer auf mir lag, auch wenn ich sie damals nicht in Worte fassen konnte. Die Enge und das Gedränge durch zusätzliche Hände an der Schere gehörten nun der Vergangenheit an. Endlich konnte ich mich auf meine eigene, unbeeinflusste Art ausdrücken, und das war ein wahrhaft befreiendes Gefühl.

2. Schulzeit

Die Schule, ein Ort voller sozialer Interaktionen und komplexer Regeln, stellte sich für mich als enorm schwierig heraus. Probleme mit Blickkontakt und der nonverbalen Kommunikation prägten meine sozialen Beziehungen. Kurzum, es war ein völlig überwältigender Ort. Zudem wurde ich zum Ziel von Mobbing. So fühlte ich mich oft wie das Opfer eines endlosen Unglücks. Mit jedem Tag, den ich mit diesen Menschen verbringen musste, wuchsen die Hänseleien zu unerträglichen Qualen an. In einem besonders demütigenden Moment während meines dritten Schuljahres zogen mir meine Mitschüler in der großen Pause die Hose herunter, um zu überprüfen, ob ich ein Junge oder ein Mädchen war. Zu dieser Zeit hatte ich bereits meine Haare kurz schneiden lassen, da sie mich stark störten. Diese Entscheidung sollte sich fast zwei Jahrzehnte später als ein Merkmal meines autistischen Empfindens herausstellen.

Schon damals bevorzugte ich dunkle, weite Kleidungsstücke. Meine Mitschüler kannten mich jedoch auch mit langem blondem Haar und im Kleidchen. Es wäre also nicht nötig gewesen, mir die Hose herunterzuziehen, um nachzusehen, welches Geschlechtsmerkmal sich darunter verbirgt. Als autistisches Kind war meine Art zu sehen und mich zu kleiden von einem intensiven Empfinden gegenüber Reizen und einer starken Abneigung gegen Unbequemlichkeiten geprägt.

Während des Unterrichts wurde ich oft in eine Ecke geschickt, um über das nachzudenken, was ich nun wieder falsch gemacht hatte, oder mit Gegenständen beworfen, weil ich wieder einmal nicht angemessen reagierte oder aus dem Fenster starrte und somit gar nicht reagierte. Aus dem Bekanntenkreis erhielt ich die Information, dass auch heute noch Bestrafung häufiger angewendet wird als Lösungsansätze. Dabei herrscht oft die irrige Annahme vor, dass Bestrafung bereits als Lösung gelten könne, was schlichtweg falsch ist. Schulausschlüsse treten viel häufiger auf bei Kindern aus dem Autismus-Spektrum. Ihr Verhalten gilt als nicht zu händeln, so wie meines damals auch gewesen sein soll. Mein Blick durch das Glas der Fensterscheibe war schon zu der Zeit nicht bloß oberflächlich. Vielmehr tauchte ich förmlich ein in die subtile Schicht dazwischen und erkundete die scheinbar unsichtbaren Orte, die neurotypische Menschen in der Regel übersehen. Wenn ein Kind sich nicht ausreichend mitteilen kann, ist es unerlässlich, auf sein Verhalten zu achten. Verhalten hat immer einen Grund. Schon früher wurde mir bewusst, dass es eine völlig andere Art des Sehens gibt, die trotz eines durchsichtigen Mediums eine tiefe Trennung verursacht. Autisten und Autistinnen werden sich dieser Andersartigkeit und Isolation schmerzhaft bewusst – besonders dann, wenn sie ihre Kindheit hinter sich lassen und in die Pubertät kommen.

Die anderen Kinder gaben leicht zu erkennen, dass auch sie die Unterschiedlichkeit bemerken. Ich kreiste demnach in allen Pausen allein um das Schulgebäude, hypnotisiert von der Monotonie des Gehens, unaufhörlich und immer wieder. Das war meine Art und Weise, damit fertigzuwerden. Was jedoch nach wie vor fehlt, ist ein tieferes Verständnis für Autisten. Dabei ist anzumerken, dass hier eher die Empathie der neurotypischen Personen auf die Probe gestellt wird. Oft wird gesagt, Autisten seien nicht besonders empathisch, aber wenn man ehrlich ist, sieht es auf der anderen Seite eigentlich auch nicht besser aus. Beide Seiten verstehen sich oft nicht, dennoch haben die Verhaltensweisen beider Seiten ihre Berechtigung. Autismus ist eine strukturelle Andersartigkeit, die weder geheilt noch geändert werden kann oder sollte. Es ist nicht schlimm, autistisch zu sein; es beeinflusst den Wert eines Menschen keineswegs. Nicht alles, was anders erscheint, sollte angegangen werden. Heutzutage wird es auch nicht mehr als zielführend betrachtet, die Händigkeit umzupolen. Die Bemühungen der Lehrer meiner Grundschulzeit, mir dennoch meine natürliche Linkshändigkeit abzugewöhnen, gipfelten in täglichen Schimpftiraden.

Ohne Rücksicht auf meine angeborene Veranlagung wurde ich gedemütigt, und sie suchten nach immer mehr vermeintlichen Mängeln, die sie mit beunruhigenden Methoden zu korrigieren versuchten. Eine schmerzhafte Episode aus dieser Zeit ist mir besonders präsent: das demütigende Ereignis, als ich mich vor der gesamten Klasse einnässte, weil man mir den Toilettengang verwehrte. Meine Mutter fand mich danach auf der Toilette, wo ich mich vor den Blicken meiner Mitschüler versteckte. Trotz der stetigen Unterstützung meiner Eltern, die versuchten, diese schwierige Zeit zu erleichtern, war auch für sie ab einem gewissen Punkt die Machtlosigkeit spürbar. Tägliche Ängste und psychosomatische Bauchschmerzen plagten mich schon im Grundschulalter. Im Verlauf meiner Schulzeit verlor ich nach und nach die wenigen Freunde, die ich hatte. Lediglich eine herrenlose Katze blieb mir treu. Es schien fast so, als sei es gesellschaftlicher Selbstmord, sich in meiner Nähe aufzuhalten. Ich glaubte lange Zeit, dass ich durch mein Verhalten die Menschen vergrault hatte. In der Grundschule wurde mir schmerzlich bewusst, dass ich angeblich nichts richtig machen konnte und keinerlei Wert hatte.

Einzig zu Hause fand ich Sicherheit und Geborgenheit. Die gemeinsamen Bastelstunden mit meiner Mutter und das Lernen neuer Dinge liebte ich. Auch mit meinem Bruder spielte ich gerne, verbrachte Stunden damit, unser Spielzeug aufzureihen. Er übernahm oft meine unkonventionelle Spielweise und unterstützte mich, ohne sich dessen bewusst zu sein. Mein Bruder war das Sorgenkind der Familie aufgrund seines Herzfehlers und weiterer Auffälligkeiten. In dieser Zeit fühlte ich mich oft unsichtbar, nicht nur in der Schule, sondern auch zu Hause. Damals konnte ich nicht verstehen, warum mein Bruder so viele Probleme hatte. Aufgrund meiner guten Noten wurde mein Verhalten vielleicht als ungewöhnlich, jedoch nicht als problematisch wahrgenommen, insbesondere da die Aufmerksamkeit auf meinem schwer kranken Bruder lag. Als erstes Kind meiner Eltern dachten sie wahrscheinlich, mein Verhalten sei normal, da sie keine ausreichende Vergleichsgruppe hatten. Jahre später erfuhr ich, dass die Ärzte und meine Familie glaubten, mein Bruder würde sterben (mittlerweile gilt er als geheilt). Obwohl ich das nun begreife, empfand ich es damals als ungerecht, dass er einen Tischkicker bekam und ich nur eine Zeitschrift. Heute weiß ich, dass meine Eltern ihm seinen letzten Wunsch erfüllen wollten.

Bald stand für mich der Wechsel zur örtlichen Realschule an, begleitet von einem Umzug innerhalb des Ortes. Dies erwies sich als zutiefst herausfordernd, insbesondere für das autistische Kind, das ich schon damals war, wenn auch unerkannt. Umzüge bringen drastische Veränderungen in gewohnten Umgebungen, Routinen und sensorischen Reizen mit sich, was zu erheblichem Stress und Überforderung führt. Rückblickend auf meine Kindheit spielen sich die gedanklichen Szenen stets im alten Haus ab, was bedeuten würde, dass meine Kindheit mit zehn Jahren endete.

Damals, als abstrakte Probleme noch fern schienen und ich als autistisches Kind, wie viele andere Autisten, insbesondere Kinder, über kein Zeitgefühl verfügte, war die Zukunft für mich noch unvorstellbar. Die Zeit schien endlos, und ich fühlte mich wie auf einer Schaukel, die nie aufhörte zu schwingen. Doch plötzlich musste ich abspringen, ohne zu wissen warum. Möglicherweise lag es an der sich einschleichenden Erkrankung meiner Mutter und dem täglichen Mobbing. Egal, was es war, der Schulwechsel sollte für mich einen Neuanfang bedeuten. So entschied ich mich, meine Haare wachsen zu lassen, um unangenehme Situationen zu vermeiden und meine Identität als Mädchen zu betonen. Ich nahm mir fest vor, die Person zu sein, die jeder gern als ihren

Kumpel haben würde. Meine Bemühungen um Anpassung schienen Früchte zu tragen, und sogar einige Jungen zeigten Interesse an mir. Um nicht wieder allein zu sein, fühlte ich mich jedoch gedrängt, partnerschaftliche Beziehungen einzugehen, ohne genau zu wissen, was das bedeutete. Die anderen taten es, und das bedeutete, dass ich es ihnen gleichtun musste, um dazuzugehören.

Es gelang mir nicht, die Maskerade aufrechtzuerhalten, die Oberfläche scheiterte und am Ende der sechsten Klasse fand ich mich erneut isoliert. Meine Klassenkameraden mussten zwangsläufig bemerkt haben, dass keine Intuition hinter meinem sozialen Auftreten steckte – eine leere Hülle, die verzweifelt versuchte, die Gefühle der anderen zu teilen und zu verstehen. Es ist frustrierend, so viel Energie darauf zu verwenden, anderen nachzueifern, um dann festzustellen, dass es dennoch nicht funktioniert. Meine Bestrebungen, mich anzupassen und dazuzugehören, mündeten in einem Fehlschlag, und mit dem Eintritt in die siebte Klasse fasste ich den Entschluss, eine andere Maske anzulegen – den noch cooleren Kumpel zu spielen. Dies führte zu rebellischem Verhalten, Regelverstößen und regelmäßigem Nachsitzen, in die ich mich verwickeln ließ. Als Kind mit Autismus war mir nicht bewusst, dass die Absichten meiner Mitschüler oft darauf abzielten, mir zu schaden. Sie lachten, also mussten sie freundlich sein. Sie sprachen mit mir, also mochten sie mich. Leider vermochte ich nicht, den subtilen Unterschied zwischen gemeinsamem Lachen und verhöhnendem Spott zu erkennen. Ebenso entzog sich meiner Wahrnehmung, wer wahrhaftig mein Freund war und wer nur so tat. In dem Moment, als meine Mitschüler handgreiflich wurden, durchzogen mich Zweifel, und daraus entsprang der Entschluss, so wenig wie möglich in der Schule zu verweilen und die Pausen stattdessen im Schutz meines Zuhauses zu verbringen – eine unerlaubte Flucht, die mir jedoch als der einzige Ausweg erschien. Es etablierte sich, dass ich vor Unterrichtsbeginn zu spät kam. Man mag nun denken, das sei absolut untypisch für einen autistischen Menschen, aber nur so entkam ich dem allmorgendlichen Trubel auf dem Pausenhof. Das Ersuchen um Hilfe kam mir nicht in den Sinn. Diese Strategien des Maskierens, des Aufbegehrens und der Flucht sind bei autistischen Kindern keineswegs ungewöhnlich, und später werde ich dieses Thema eingehend beleuchten.

Die kurzen Momente, die ich dennoch auf dem Pausenhof verbringen musste, waren für mich eine Tortur, während ich ständig nach einem Versteck Ausschau hielt. Der Lärm und das Durcheinander waren überwältigend, ebenso wie die Mitschüler, die, sobald sie mich entdeckten, sich einen Spaß daraus machten, mich beispielsweise in einen Müllcontainer zu werfen. In solchen Momenten sehnte ich mich beinahe nach der Unsichtbarkeit zurück. Schließlich war ich so selten anwesend, dass ich fast wieder unsichtbar war. Allerdings wird man erst so richtig unsichtbar, wenn andere dabei mithelfen.

Mobbing ist wie ein Stück Papier, das auf der Wiese liegt. Weil du denkst, dass du nichts damit zu tun hast, lässt du es liegen. Doch es gibt keine Unschuldigen, nur unterschiedliche Grade der Verantwortung.

Bedauerlicherweise ist Mobbing eine Erfahrung, die nahezu alle Autisten tiefgreifend beeinflusst. Ich war aber auch das perfekte Opfer, ich sprach nicht, also würde ich es niemandem erzählen können. Ich verstand nicht, dass es falsch war, wie sie mit mir umgingen, also ließ ich es geschehen. Viel zu spät kam mir die Erkenntnis, dass der Triumph über andere die erstrebte Betäubung der eigenen Niederlage und Leere darstellt. Mobber versuchen also die eigene Unzulänglichkeit zu überspielen, indem sie anderen wehtun. Es verging eine beträchtliche Zeit, seit ich das letzte Mal wirkliche Freunde hatte, und selbst das Erledigen fremder Hausaufgaben vermochte daran nichts zu ändern. Mein ohnehin schon angekratztes Selbstbewusstsein schien sich mit jedem Tag weiter zu verkleinern, wenn es zu diesem Zeitpunkt überhaupt noch existierte.

Im Alter von dreizehn Jahren begann ich, Alkohol in der Schule zu konsumieren in dem verzweifelten Versuch, normal und unbeschwert zu wirken. Allerdings brachte mir auch diese Strategie keine neuen Freundschaften ein. Aber etwas hielt mich weiterhin über Wasser: die Erkenntnis, dass mir gewisse Dinge leichter von der Hand gingen als anderen. Meine natürliche Begabung, schnell neue Fakten und Informationen aufzunehmen, ermöglichte es mir, gute Noten zu erzielen, ohne allzu viel Aufwand betreiben zu müssen. Ich wurde zur Jahrgangsbesten ernannt und avancierte zum Liebling der Lehrer. Obwohl diese Etiketten das Leben in der Schule nicht unbedingt einfacher machten, versprach ich mir eine glanzvolle Zukunft. Doch wie erwartet, wurden die physische Gewalt und die verbalen Attacken nun lediglich durch mörderische Blicke und Getuschel ersetzt. In dieser Schule wurde mir klar, dass sich die Menschen anscheinend anhand von Leistung und Noten definieren lassen. Mit 15 Jahren schloss ich schließlich die Realschule ab.

Der Haken an der Sache war, dass ich überhaupt keine Ahnung hatte, welchen beruflichen Weg ich einschlagen wollte. So landete ich an einer Fachoberschule im Bildungszweig „Gesundheit" mit dem Schwerpunkt „Pflege". Alternativ gab es nur den Weg des „Wirtschaftszweigs", doch meine bisherige Schulzeit zeigte mir, dass Wirtschaft nicht gerade mein Interessenfeld war. Das Ausschlussverfahren erleichterte mir diese Entscheidung, was mir durchaus recht war, denn Entscheidungen zu treffen, liegt mir, wie vielen anderen autistischen Menschen, nicht besonders. In meinen Augen haben Entscheidungen stets etwas Endgültiges, denn wenn man einen Weg wählt, schließt man viele andere Optionen aus. Dies erfordert gründliche Überlegungen, die oft unter Zeitdruck stehen, so wie beim Dosenwerfen, als ich mir einen Preis aussuchen sollte.

Die neue Schule fühlte sich wie der richtige Weg an. Endlich wurde ich nicht mehr beschimpft, mit Dingen beworfen oder gemobbt. Dort schien es niemanden zu interessieren, wer ich war oder ob ich dem Unterricht folgte. Obwohl es in meiner neuen Schule besser für mich lief und ich einen Raum fand, der auch in den Pausen offen war und mir die nötige Ruhe bot, gab es dennoch Herausforderungen während meines Fachabiturs.

In einem kalten, fensterlosen Keller, umgeben von vergilbten Akten, begann mein halbjähriges Praktikum im Gesundheitsamt. Ein Ort, der meine Sinne erstickte und meine Seele mit Leere füllte. Drei Tage die Woche, von 8 bis 16 Uhr, wurde ich mit der Aufgabe betraut, alles, was älter als zwei Jahrzehnte war, zu entsorgen. Der erste Gruß, den ich dort erhielt, war nicht etwa ein herzliches Willkommen, sondern der gut gemeinte Ratschlag: „Nimm morgen besser eine warme Jacke mit!"

Der Keller, den sie meinen „Arbeitsplatz“ nannten, wurde schnell zu meinem persönlichen Gefängnis. Ich fand mich zunehmend unterfordert und von einer Kälte umgeben, die nicht nur von der fehlenden Heizung herrührte. Meine Mutter, meine Fürsprecherin, brachte mich jeden Morgen hin, doch die Freude über meine Anwesenheit dort hielt sich in Grenzen. Anstatt mir die Anerkennung zu geben, die ich suchte, reduzierten sie mich auf den abwertenden Titel „Kellerkind“. Schließlich kam es so weit, dass man mich tatsächlich im Keller vergaß.

In dieser tristen Umgebung wurden meine aufgezwungenen Überstunden genauso ignoriert wie meine Unzufriedenheit. Ein Grund dafür lag wohl auch in meiner damaligen, wie auch heute noch bestehenden Schwierigkeit, mich anderen mitzuteilen. Die Welt des Amts empfand ich als abweisend und grausam. Über Umwege erfuhren meine „Kollegen“ von meinen Qualen und machten sich darüber lustig oder schoben die Schuld auf mich. Angesichts meiner Autismus-Diagnose erkenne ich, dass meine Schwierigkeiten durchaus zu meiner Isolation beigetragen haben. Faktisch sprach ich in dem halben Jahr kaum ein Wort zu irgendwem. Begrüßungen und Verabschiedungen blieben aus, da ich einfach nicht wusste, wie man sich verhält.

Als der Amtsbetrieb zu Feierabend endlich abgeschlossen wurde, fand ich mich zurückgelassen in meinem Kellerverlies, das mich in seiner Dunkelheit gefangen hielt. Meine Befreiung kam nur durch die Reinigungskraft.

Während all dem isolierte ich mich noch weiter von meinen Klassenkameraden, meinen Eltern und dem Rest der Welt. Mein Rückzug wurde so offensichtlich, dass meine Klassenlehrerin, kurz vor einem sogenannten Elternabend, den Verdacht auf Autismus äußerte. Bis zu diesem Zeitpunkt war mir diese Diagnose unbekannt. Rückblickend frage ich mich, wie mein Leben verlaufen wäre, hätte ich es damals gewusst bzw. weiterverfolgt. Doch in meiner zunehmenden Unzufriedenheit und dem schwindenden Kontakt zu meinen Eltern sah man dennoch die Notwendigkeit einer Therapie für mich.

Mit der Therapeutin harmonierte ich nicht. Dennoch stellte sie eine Verdachtsdiagnose noch bevor ich die Therapie vorzeitig beendete, indem ich wieder einmal vorgab, alles sei gut. In einem Brief an meine Eltern las ich: „Verdachtsdiagnose: Emotionale Störung des Kindesalters". Meine Eltern wussten nicht, wie sie damit umgehen sollten, und die Angelegenheit wurde nicht weiter beachtet. Wahrscheinlich fielen auch sie auf meine Schauspielerei herein. Nach dem schrecklichen Praktikum ging es mir endlich wirklich etwas besser. Das letzte Jahr meiner Schulzeit brach an, und es war ein gutes. Egal, wie schlimm die Umstände meiner Schulzeit waren, sie gaben mir Struktur, und das tat mir so gut, dass ich funktionierte. Mit dem zweithöchsten Schulabschluss, den man in Deutschland erlangen kann, im Gepäck träumte ich weiter von der glorreichen Zukunft, die ich mir versprach.

3. Das Arbeitsleben

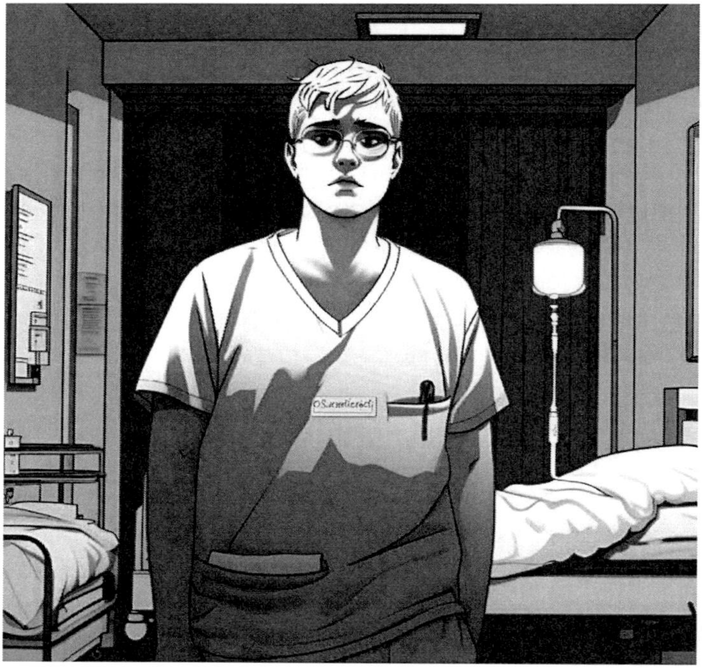

Als ich 18 Jahre alt wurde, startete ich meine erste Ausbildung. Fest entschlossen, nicht erneut vor dieser Entscheidung zu stehen, folgte ich dem bereits eingeschlagenen Weg. Mit einem Fachabitur im Bereich Gesundheit lag es nahe, dass mein Berufswunsch darauf abzielte, Gesundheits- und Krankenpflegerin zu werden. Die Faszination für das Verständnis des menschlichen Körpers trieb mich nebenbei ebenfalls an. Warum also nicht einen Versuch wagen?

Am Ende der Probezeit luden mich die Ausbildungsverantwortlichen zu einem Gespräch ein. Der Schulleiter der Berufsschule konfrontierte mich: „Glaubst du wirklich, dass dies der richtige Beruf für dich ist?" Empört antwortete ich mit einem klaren „JA!". Nach dem Gespräch und einigen theoretischen Prüfungen bestand ich die Probezeit, und so konnte meine Ausbildung beginnen.

In den Praxisblöcken der Ausbildung musste ich allmählich alle Stationen und Fachbereiche des Krankenhauses kennenlernen, was rechnerisch einen Wechsel alle paar Wochen bedeutete. Für mich war das allerdings nicht genug Zeit, um mich überhaupt irgendwo einzuleben. Das ständige Wechseln und die raschen Veränderungen in der Umgebung machten es mir schwer, mich auf einzelne Aufgaben zu fokussieren und ein tiefes Verständnis zu entwickeln. Meine Faszination für den menschlichen Körper trieb mich zwar weiterhin an, doch die schnellen Wechsel und der ständige Kontakt mit Menschen sorgten für Unruhe und erschwerten mir, mich in der beruflichen Umgebung zu orientieren.

Jede Schicht war ich so sehr bemüht, den Ablauf der jeweiligen Station zu verstehen, Anweisungen auszuführen und mir nicht anmerken zu lassen, dass ich komplett überfordert war. Mir kam es jedoch gelegen, dass ich oft ausschließlich für sogenannte Schüleraufgaben zuständig war. Andere empfanden dieselben Aufgaben als lästig.

Doch nach zwei Jahren hatte ich endlich verstanden, wann der Müll geleert wird, wann Blutdruck gemessen wird und wann Botengänge erledigt werden sollten. Die Botengänge wurden für mich zur bevorzugten Aufgabe. In diesen Momenten hatte ich die Gelegenheit, kurz durchzuatmen.

Es kam mit der Zeit dazu, dass ich immer öfter im Haus unterwegs war, um Zettel zu verteilen. Bis es auffiel, war das eine extrem gute Taktik, um durchzuhalten. Spätestens im dritten Ausbildungsjahr sprach man mir immer mehr Verantwortung zu. Zum Durchatmen ging ich nur noch auf die Toilette, denn ich konnte es mir nicht erlauben, die Patienten länger allein zu lassen.

Ich widmete mich meinen Aufgaben stets gewissenhaft und fachlich einwandfrei, nahezu perfekt, so wie es für viele Autisten üblich ist. Doch ich hatte nicht bedacht, dass die Patienten nach Informationen suchten oder gelegentlich ein Gespräch beginnen wollten. Dies war für mich überwältigend. Neben meinen visualisierten Listen für Stationsabläufe begann ich, Listen für mögliche Gesprächsthemen zu erstellen. Ich beobachtete genau, wie meine Kollegen sprachen, um das Gehörte bei nächster Gelegenheit wiederholen zu können. Diese Strategie schien zu funktionieren, und ich konnte zahlreiche Gespräche auswendig lernen. Themen wie das aktuelle Wetter oder die Familie waren schnell in Gang gebracht, indem ich einfach zuhörte. Von Zimmer zu Zimmer ging ich und sprach mit den Patienten über das Wetter, woraufhin sie von selbst zu erzählen begannen. Manche brauchten einfach jemanden, der ihnen zuhörte. Dass sie das Wetter für den anstehenden Tag um fünf Uhr in der Früh noch nicht zu interessieren schien, verstand ich nicht. Zusätzlich erweiterte ich meine Liste um Witze, indem ich beobachtete, welche Aussagen der anderen zu einem Lachen führten. Zum Beispiel sagte ich, während ich eine Zahnprothese reinigte: „Beißen Sie mir aber nicht in die Finger!“ Das kam aus Gründen, die ich heute nicht einmal ganz verstehe, total gut an.

Dennoch bedeutet dies nicht, dass ich keinen Humor habe oder autistische Menschen im Allgemeinen keinen Humor besitzen. Unser Humor ist äußerst individuell und unterscheidet sich von gängigen sozialen Normen. Einige Autisten finden spezifischen Humor, der auf ihren individuellen Interessen und Obsessionen basiert, besonders amüsant, sei es durch Wortspiele, technische Details, spezielle Themen oder repetitive Muster. Auch visueller Humor wie Cartoons oder Slapstick kann für Autisten äußerst unterhaltsam sein.

Es mag vorstellbar sein, dass meine Herangehensweise auf Dauer sehr anstrengend war. Konversationen und Abläufe gelangen mir nicht intuitiv. Autisten erleben in jeder Arbeits- und Berufssituation Stress, da diese für nicht-autistische Menschen konzipiert sind und auf sozialer Intuition basieren. In diesem flexiblen Regime war für mich nicht klar, was zu tun war. Ohne ständige Beteiligung wurde ich rasch als seltsam abgestempelt. Zu dieser Zeit war mir meine Diagnose jedoch noch immer nicht bewusst.

Ich hege die Überzeugung, dass die Patienten in kurzen Begegnungen mit mir kaum bemerkt haben dürften, wie zutiefst verloren ich im Kontakt mit ihnen in Wirklichkeit war. Im Laufe der Zeit hatte ich es perfektioniert, meine wahren Verhaltensweisen zu verschleiern und zu betäuben. Meine Mitauszubildenden sowie die Schwestern und Pfleger auf den Stationen wurden jedoch genauso wenig warm mit mir wie ich mit ihnen. Im ersten Jahr sprach ich kaum mit jemandem und antwortete höchstens in Zweiwortsätzen auf Fragen. Ich sprach niemanden von selbst an, da es sich mir nicht erschloss, wozu das gut sein sollte. Später erkannte ich, dass

Menschen in der Lage sind, ohne Worte zu kommunizieren. Alle Informationen, die so an mich gesendet wurden oder die ich versehentlich sendete, gingen jedoch komplett an meinem Bewusstsein vorbei. Vermutlich wirkte ich sehr unfreundlich oder eingebildet.

Inmitten meiner durchdachten Strategien und kunstvollen Listen vermochte ich, die Jahre zu durchqueren. Bedauerlicherweise suchte ich zu jener Zeit Trost in verschreibungspflichtigen Mitteln, um den Alltag zu bewältigen. Das Dilemma lag darin, dass mir diese Substanzen nicht rechtmäßig verschrieben wurden; täglich suchte ich Zuflucht in betäubenden Mitteln und begann dadurch auch zu stehlen. Es mag überraschend klingen, doch Autisten, die ihre wahre Identität verbergen müssen, neigen nicht selten dazu, auf solche Kompensationsmittel zurückzugreifen. Die Sucht ist lediglich eine der möglichen Komorbiditäten, die mit Autismus einhergehen können. Weitere werde ich zu einem späteren Zeitpunkt näher betrachten.

In einem Außeneinsatz sah ich mich täglich mit einer beunruhigenden Realität konfrontiert, geprägt von körperlicher und emotionaler Gewalt. Ich war Zeuge von Misshandlungen gegenüber Bewohnern und erfuhr selbst schmerzliche Übergriffe. Trotz meiner offiziellen Beschwerden blieben Konsequenzen für die Verantwortlichen aus. Die letzten Tage dieses Einsatzes erzwangen eine Krankschreibung, als mein einst gebrochenes Handgelenk so stark gequetscht wurde, dass es trotz meiner geringen Schmerzwahrnehmung wehtat. Doch der eigentliche Schmerz grub sich noch tiefer in mein Herz.

Diese traumatischen Erfahrungen, gepaart mit den Herausforderungen des Autismus, verstärkten die emotionalen

Belastungen. Studien zeigen, dass Menschen mit Autismus leider ein höheres Risiko für traumatische Ereignisse haben und möglicherweise stärker von den Auswirkungen betroffen sind.

Im dritten Jahr meiner Ausbildung durfte ich die wohltuende Erfahrung machen, auf die Unterstützung von zwei bis drei einfühlsamen Mitschülerinnen zählen zu können, die es aufrichtig gut mit mir meinten. Diese Erlebnisse offenbarten mir eine Welt außerhalb meiner Familie, in der mir Menschen wohlgesonnen waren. Das Priorisieren von Aufgaben stellte stets eine Herausforderung für mich dar, eine Schwierigkeit, die Autisten häufig begleitet. Dies mag daran liegen, dass die Fähigkeit zur Priorisierung durch andere Informationsverarbeitung und fehlendes Verständnis von Hierarchien beeinträchtigt ist.

Meine engagierten Mitschülerinnen halfen mir zu verstehen, dass es nicht zwingend notwendig ist, alles bis ins kleinste Detail auswendig zu lernen. Es war plötzlich nicht mehr wichtig, den pH-Wert jeder Körperregion und Flüssigkeit zu kennen. Dank ihrer liebevollen Unterstützung konnte ich effektiver und stressfreier lernen. Doch leider fand diese ermutigende Phase inmitten der Herausforderungen meiner psychischen Gesundheit ihr Ende, als sich mein Zustand rapide verschlechterte.

4. Die Depression

Eingeengt im Glas, ohne Rast,
Endlosschleifen, Zukunft verblasst.
Bettelnd um Gnade, stumm und allein,
Im Aquarium, gebrochenes Sein.

Leere umgibt ihn, kein Trost erwacht,
Auf dem Rücken treibt er, jede Nacht.
Das Leben zu flüssig, kein haltender Steg,
Abschied, als der einzige Weg.

Zwei Tage nach meinem Examen fand ich mich in einer psychiatrischen Klinik wieder. In den ersten Wochen dort war mein Alltag von Erschöpfung geprägt – ein endloses Wechselspiel zwischen Schlaf und einem tranceartigen Erwachen. Manchmal erwischte ich mich dabei, wie ich auf meinem Teller einnickte, als ob die Realität vor meinen Augen in den Hintergrund treten wollte. Diese scheinbar plötzliche Verschlechterung meines Gemütszustands hatte jedoch schon Monate zuvor ihre düsteren Vorboten.

Im Dezember zog ich in meine erste eigene Wohnung, ein Schritt in die Selbstständigkeit, der in einer scheinbaren Normalität beginnen sollte. Doch bereits im darauffolgenden Januar bemerkten meine Mitmenschen Veränderungen in meinem Verhalten. Während draußen die Welt langsam auftaute und wärmer wurde, fand ich mich innerlich von einer Kälte umgeben, die nicht weichen wollte. Ich versuchte damit umzugehen, wie ich es immer tat – indem ich sie verdrängte, verleugnete und vor der Welt verbarg. Doch irgendwann gelang mir das nicht mehr.

In einer Welt, die von grellem Licht und schrillen Geräuschen durchzogen ist, fand meine Seele ihren Weg in ein ständiges Dunkel. Die Depression legte sich wie eine undurchdringliche Wolke über meine Gedanken und verschleierte den klaren Blick auf die Realität.

Die Tage wurden zu langen Nächten, jede Stunde eine mühsame Reise durch ein undurchdringliches Dickicht aus emotionaler Leere. Die Sonne schien nur noch in abstrakten Erinnerungen zu existieren, während mein Herz in einem stummen Schrei nach Verständnis verlangte.

Inmitten der Masse fühlte ich mich wie ein einsames Schiff, gestrandet auf den Klippen der eigenen Gedanken. Die Welt schien sich weiterzudrehen, doch für mich war sie in einem traurigen Stillstand gefangen. Selbst die einfachsten Entscheidungen wurden zu gewichtigen Lasten, und der kleinste Schatten in meinem Geist wurde zur bedrohlichen Finsternis.

Die Worte verloren ihre Bedeutung, die Freude entglitt mir wie Sand zwischen den Fingern und ich verstummte. Selbst im Lachen der anderen hallte ein Echo der Melancholie wider, und die Tränen, die oft unbemerkt blieben, malten ihre eigenen Geschichten auf die verblassten Wände meiner Seele.

Verabredungen entschwebten mir, Verantwortlichkeiten verblassten, die Wohnung verfiel, und letztlich verlor ich mich selbst. Essen verlor seinen Geschmack, Gewalterfahrungen in einer Liebesbeziehung fügten sich in den düsteren Verlauf meiner Tage ein.

In meiner Einsamkeit wagte ich einen letzten Rettungsversuch – ich holte mir Kaninchen. Es mag aus den falschen Gründen geschehen sein, und man könnte meinen, dass die

Belastung durch Haustiere zu viel wäre. Doch diese beiden kleinen Wesen wurden meine Rettung, zumindest für ein paar weitere Monate. Sie zwangen mich dazu, für sie einzustehen, mich um sie zu kümmern, sie zu versorgen – Dinge, die ich für mich selbst nicht mehr tun konnte. Arbeit und die Tiere waren die einzigen Gründe, die mich dazu brachten, das Haus zu verlassen. Aber auch menschliche Lebensretter standen mir zur Seite, allen voran eine Freundin, die sich rund um die Uhr um mich kümmerte.

Sie zwang mich regelrecht zum Essen, kontrollierte, ob ich mich wusch, und brachte mich zur Arbeit, selbst wenn der Weg nur 700 Meter betrug. Sie hatte einen Zweitschlüssel zu meiner Wohnung. Ich verletzte sie unzählige Male durch mein Verhalten, doch ich konnte es nicht erkennen. Denn in meinen Augen hatte ich längst keinen Wert mehr, und ich verstand nicht, warum sie wollte, dass ich weiterlebte. Leben war für mich gleichbedeutend mit Leiden. Ihr habe ich letztendlich zu verdanken, dass ich zum Examen ging, und auch durch sie bin ich in der Psychiatrie gelandet.

Inmitten der konstanten Umklammerung der Müdigkeit gewannen meine Zwangsgedanken zunehmend an Macht, indem sie mich gnadenlos kontrollierten. Zwei schier endlose Monate hatte ich bereits in der Klinik verbracht, und das Personal erkannte die Gefahr, die in meiner bedrängten Lage lauerte. Mit den eingeführten Medikamenten kam meine Energie stückweise wieder, aber meine Laune blieb trist. Mein Freiraum wurde auf eine armselige Viertelstunde begrenzt, ein kurzer Ausbruch aus dem beengten Alltag. Doch diese kurze Zeit reichte aus, um mich bis zu den Gleisen zu schleppen. Nur drei Schritte trennten mich von der erlösenden Bahn. Der Zug rollte pünktlich heran, und was dann geschah, entzieht sich meinem Gedächtnis.

Die nächste klare Erinnerung verankert sich im düsteren, weiten Badezimmer, wo ich regungslos im Bett lag. Dieser Raum war wohlüberlegt gewählt, ein Ort, den das Pflegepersonal genau im Blick behalten konnte. Schwach erinnere ich mich daran, wie man mich mit Beruhigungsmitteln in eine lethargische Ruhe versetzte. Ich hatte versagt. Mein Wunsch war nie zu sterben, sondern einfach nicht mehr so qualvoll zu leiden. Ich wollte keine Bürde für diejenigen sein, die mich liebten.

Danach lag eine gespenstische Stille in der Luft. Die Freundin, die mich in die Klinik einwies, war wütend. Ein unverständlicher Zorn, den ich nicht fassen konnte. Meine Absicht war es, Gutes zu tun. Ich grübelte darüber nach, was ich meinen Freunden im Leben wünschte. Die Erkenntnis trieb mich zu dem Schluss, dass ich mir nichts sehnlicher wünschte, als dass sie gesund und glücklich durchs Leben gingen. Ich würde niemals wollen, dass sie den gleichen Schmerz durchlebten wie ich. Also nahm ich an, dass sie es genauso sehen würden. Der Gedanke, dass ich aufhören würde zu leiden, sobald ich tot wäre, schien der einzig logische Ausweg.

Durch die liebevolle Unterstützung der Ärzte und Therapeuten begann ich endlich zu begreifen, welches Leid ich verursacht hatte. Ein schmerzlicher Stich durchzog mein Herz – ich hatte ihr unermesslich wehgetan. „Draußen" blieben mir nur meine Eltern, doch ihnen wollte ich meine Last nicht aufbürden. Ich wollte eine gute Tochter sein, ihre Sorgen minimieren. Doch erst während meiner Autismus-Therapie erkannte ich, dass das Schweigen meinerseits ihre Sorgen erst recht verstärkte. Verstehen konnte ich das wohl nie ganz, denn bis heute bitten mich meine Eltern darum, ihnen „etwas Neues aus meinem Leben“ zu erzählen. Ich stehe dann hilflos da, ohne zu wissen, was sie hören wollen oder was überhaupt gemeint ist.

Im Strudel der Kliniktherapie fand ich langsam Halt. Anfangs erschien mir das Ausmalen eines Mandalas als unüberwindbare Aufgabe, und ich ließ es unvollendet. Doch mit der Zeit erlangte ich Erfolge, löste ganze Kreuzworträtsel und Sudokus. Mit zurückgewonnener Kraft und wachsender Klarheit erkannte ich mein Äußeres immer öfter im Spiegel wieder. Doch in diesem Prozess der Selbstfindung spürte ich, dass sich etwas verändert hatte. Die Person, die mir nun entgegenblickte, war mir fremd geworden. Ein Leben lang spielte ich eine Rolle, die nicht wirklich ich war. In der Einsamkeit meiner Gedanken erkannte ich, dass vieles, was ich vorgab zu sein, nicht authentisch war. Ich spürte früh, dass ich anders war, und versuchte, mich in meinem Intellekt zu verstecken. Doch hinter dieser Maske verbarg sich stets eine zutiefst überforderte Seele, die Außenstehenden kaum vermitteln konnte, wie es ihr wirklich erging. Manchmal überkommt mich noch heute der Gedanke, dass mein Intellekt das Einzige sei, was mich ausmachen würde. Im Autismus-Spektrum richten übrigens viele Betroffene ihre besondere Aufmerksamkeit auf den Intellekt und das Wissen. Äußere Erscheinungen wie Kleidung oder Frisur treten in den Hintergrund. Ihr Hauptinteresse liegt darin zu erfahren, ob jemand auf ihrer intellektuellen Ebene ist und ob die anderen interessante Beiträge zu bieten haben. Die Anerkennung für intellektuelle Auseinandersetzung und fachlichen Austausch bildet für sie die Grundlage, um gemeinsame Verbindungspunkte zu finden. Dies gestaltet sich jedoch als herausfordernd in Settings, die typischerweise auf konventionellen sozialen Normen basieren.

Ab diesem Moment begann ich, mich selbst zu erforschen, meine wahre Identität zu entdecken, Stärken und Schwächen zu erkennen. Schließlich konnte ich mich dem Klinikpersonal mitteilen, zunächst durch Zeichnungen, bis ich irgendwann meine Fähigkeit zu sprechen zurückerlangte. Die Therapien erwiesen sich als segensreich, denn sie gaben meinem Leben Struktur und Vorhersehbarkeit. Endlich konnte ich meine eigenen Emotionen fühlen und entdeckte meine Fähigkeit, sie durch Musik auszudrücken. Obwohl man mir zeitlebens einredete, ich sei völlig unmusikalisch, fand ich Freude in meinem eigenen „Krach“. Ich stellte fest, dass ich wirksam handeln konnte, dass ich Einfluss auf meine Umwelt hatte. Tief in mir entdeckte ich doch noch etwas anderes als die entsetzliche Leere. In einer weiteren Therapie baute ich eine Krippe aus Holz – ein wahrhaftiges Wunder für mich. Aus einem unfertigen Mandala und einem Leben, das ich als den perfekten Friedhof begraben geglaubter Hoffnungen empfand, erschuf ich eine vollständig selbst gebaute Weihnachtskrippe und einen neu gewonnenen Lebensmut.

Die Hüter meiner Gesundheit, die Pflegenden und Ärzte, fanden vorerst keine Erklärung für einige meiner eigenwilligen Verhaltensweisen. In regelmäßigen Runden berieten sie sich zu meinem Fall, bis schließlich im Autismus-Spektrum eine Diagnose gestellt wurde. Nachdem sich ernsthafte Begleiterkrankungen zeigten, wurde eine dringende Untersuchung erforderlich. Sie führte zu meiner Einweisung in die Psychiatrie. Erst dann wurde mein autistisches Wesen erkannt. Die Nachricht, dass meine Andersartigkeit nicht meine Schuld war, wirkte unglaublich befreiend, doch gleichzeitig überkam mich die Angst davor, dass mein wahres Ich von meinem Umfeld nicht akzeptiert werden könnte. Je mehr ich über Autismus und mich selbst erfuhr, desto klarer wurde mir, wie sehr meine authentische Persönlichkeit all die Jahre unterdrückt war.

Nachdem ich meine neu gewonnene Erkenntnis im behüteten Raum der Psychiatrie verarbeitet hatte, hieß es, dass ich nun mein Leben außerhalb dieser sicheren Mauern weiterführen sollte. Aufgrund der Herausforderungen, die damit einhergingen, wurde eine gerichtliche Betreuung für mich ins Leben gerufen, um unter anderem den bevorstehenden Schriftverkehr mit den Behörden zu bewältigen. Trotz der nicht immer einfachen Lebensumstände kann ich mich glücklich schätzen, in entscheidenden Momenten auf kompetente und hilfsbereite Menschen getroffen zu sein. Schon die Gewissheit, dass auch nur ein Mensch versucht, meine Empfindungen zu verstehen, wirkt tröstlich und schenkt Hoffnung.

Besonders hervorhebenswert ist meine Betreuerin, weil sie eine Person von außergewöhnlichem Herz und Verstand ist, der ich schnell mein Vertrauen schenkte. Während meiner Zeit in der Klinik verbrachte ich die letzten Wochenenden in meiner eigenen Wohnung. Dies lief erstaunlich gut, sodass ich nach meiner Entlassung dorthin zurückkehrte. Dennoch war der Alltag für mich noch monatelang so anstrengend, dass die Aufnahme einer Arbeit vorerst nicht in Betracht kam. Von nun an war es mir aber möglich, Hilfe im Alltag zu bekommen, und so lernte ich meine ambulante Wohnbetreuerin kennen – eine wahrlich wunderbare Persönlichkeit. Durch ihre unterstützende Hand konnte ich nicht nur den Alltag meistern, sondern auch wirkungsvolle Bewältigungsstrategien entwickeln. Nach meiner Autismus-Diagnose begann ich eine Therapie, in der ich auf eine ebenso herzensgute Therapeutin traf. Von diesem Moment an fühlte ich mich nicht mehr allein, denn nun hatte ich ein unterstützendes Netzwerk um mich herum. Mit ihrer Hilfe wurde der Alltag für mich leichter, und die Sehnsucht nach einer beruflichen Aufgabe begann in mir zu wachsen.

5. Neustart?

Bedauerlicherweise konnte mein ehemaliger Arbeitgeber und Ausbildungsträger nach meiner Autismus-Spektrum-Diagnose keine Verwendung mehr für meine Fähigkeiten in seinem Betrieb finden. Dies traf mich tief und war ein harter Schlag. Infolgedessen setzte ich mich intensiv mit meiner beruflichen Zukunft auseinander und erkannte, dass Heilung schwer möglich ist, wenn man an einem Ort arbeitet, der einen krank gemacht hat – insbesondere bezogen auf die depressive Episode, die ich nach meiner Ausbildungszeit durchlebte. Diese schmerzliche Erkenntnis half mir dabei, meinen bisherigen Beruf und meine vermeintliche Berufung hinter mir zu lassen.

Es folgten zahlreiche Termine beim Arbeitsamt und diverse Testungen, die meinen Weg begleiteten. Schließlich begann ich eine Maßnahme der Agentur für Arbeit, die mir ermöglichte, in einem Berufsbildungswerk verschiedene Arbeitsbereiche zu erkunden. Zu dieser Zeit war ich bereits 22 Jahre alt. Das Leben in der Großstadt, in der die Maßnahme stattfand, erschien zunächst äußerst aufregend. Die Unterbringung im angrenzenden Internat bot zudem eine angenehme Atmosphäre, da es nach der Arbeit viele Möglichkeiten zur Beschäftigung gab. Alleinsein war nie zwingend, wenn ich es nicht wollte.

Der Beginn dieser neuen Lebensphase schien vielversprechend, als ich mich in die Ausbildung zum Tischler wagte. Das Arbeiten mit Holz bereitete mir zwar Freude, doch schon bald sah ich mich mit den Schattenseiten konfrontiert, die mein Autismus mit sich bringt. Die soziale Welt um mich herum blieb undurchsichtig.

Die Herausforderungen begannen, als man mir keine Ausbildungsempfehlung für den einzigen Beruf, den ich mir dort für meine Zukunft vorstellen konnte, erteilte. Nur ein bestimmter Bereich zeigte sich bereit, es mit mir zu versuchen – unter der Bedingung, dass ich eine persönliche Assistenz bekäme, und das war eben der Holzbereich. So setzte ich meinen Weg in der Ausbildung zum Tischler fort, und das Arbeiten mit Holz gestaltete sich zunächst vielversprechend. Doch die Erschöpfungssymptome wurden immer intensiver.

Das Unverständnis meines sozialen Umfelds wurde auf schmerzhafte Weise offensichtlich, als mir mitgeteilt wurde, dass ich keine persönliche Assistenz erhalten würde, da ich angeblich schon zu teuer für das soziale System in Deutschland sei. Die Absage verstärkte mein Gefühl der Isolation und führte zu einer Vielzahl von Missverständnissen. Ehrlich gesagt, würde das wohl niemand gerne hören.

Das Gefühl des Missverstandenwerdens ist für mich eine tiefgreifende existenzielle Grunderfahrung.

Oft entstanden Missverständnisse, weil ich Aussagen wörtlich nahm oder ihnen zu viel Bedeutung zuschrieb. Auf meine eigene Weise existiere ich stets in einem kommunikativen „Anderswo“. Aussagen wie „Niemand verlässt in der nächsten Stunde seine Werkbank“ oder „Du verlangst zu viel von deinem Umfeld“ wurden in meiner Wahrnehmung zu unumstößlichen Gesetzen.

Während der erstgenannte Satz mich dazu veranlasste, die Toilette nicht mehr aufzusuchen, obwohl ich das Bedürfnis hatte, mich strikt an meinen Toilettenplan zu halten, weil ich meinen Körper nicht gut wahrnehmen kann, ließ mich der zweite Satz fast an den Grundfesten zweifeln. Mein Umfeld musste mir die folgenden Wochen oft versichern, dass ich nicht zu viel verlangte und ich keine Last sei.

Ein Vorfall wiederholte sich mehrfach in der Berufsschule. Die Lehrerin sprach davon, die Peitsche oder den Rohrstock herauszuholen, wenn es nicht augenblicklich ruhig im Raum sei. Ich rannte davon, als dann plötzlich wieder ein Schüler zu reden begann. Unter keinen Umständen wollte ich wieder geschlagen werden so wie in der Grundschule oder anderen zwischenmenschlichen Beziehungen. Leider erkannte ich nicht, dass das nicht ihr Ernst war. Auch den angekündigten Strafstuhl gab es wohl nicht in der Wirklichkeit. Also blieb mir bei Fehlverhalten der altbekannte Platz in der Ecke erspart. Zu der Lehrerin konnte ich trotzdem kein Vertrauen mehr fassen.

Monat für Monat gewannen die Verantwortlichen in der Ausbildung tiefere Einblicke in meine Welt. Herausforderungen wie das Davonlaufen und das Verstecken, die sich wie ein roter Faden durch mein Leben ziehen, weil sie oft meine einzige subjektive Sicherheit bedeuteten, wurden angegangen. Mir wurde auferlegt, wenigstens Zettel mit den wichtigsten Informationen zu hinterlassen. Diese Maßnahme war für mich schwer zu begreifen, und ich konnte nicht nachvollziehen, warum ich das tun sollte. Im Laufe der Zeit wurden weitere Schwierigkeiten identifiziert und behoben, um mein Verhalten für die Allgemeinheit erträglicher zu gestalten. Die Anstrengung, mich angemessen zu verhalten, zehrte enorm an meinen Kräften.

Mein Körper signalisierte einen mittelschweren Eisenmangel, begleitet von einem ständigen Wechsel von einer Erkältung zur nächsten. Psychisch nagte die Furcht mit jedem Tag mehr an mir, erneut in eine depressive Phase abzurutschen.

In einem zarten Alter von 22 Jahren offenbarte mir mein Gynäkologe, dass eine Schwangerschaft für mich niemals Realität werden könnte. Auch wenn ich zu diesem Zeitpunkt nicht aktiv die Planung einer eigenen Familie verfolgte, wäre es mir doch lieb gewesen, diese Entscheidung selbst zu treffen, ohne von den Beschränkungen meiner Natur abhängig zu sein. Die Vorstellung, wie sich mein Leben entwickeln würde, geriet jedoch nicht ins Schwanken. Mit der Ausprägung meines Autismus wäre es mir unmöglich, für ein Kind ausreichend Sorge zu tragen. Hinzu kam, dass ich als Risikopatientin eingestuft wurde, da die Wahrscheinlichkeit, an Krebs zu erkranken, bei mir signifikant erhöht sei. Diese neuen Erkenntnisse machten es noch schwieriger, nicht in ein tiefes metaphorisches Loch zu fallen.

Ich wusste nicht, ob ich woanders hinwollte oder einfach nur wegmusste, aber die Ausbildung verlangte zu viel von mir, und letztendlich entschied ich mich dazu, diese abzubrechen, da ich erkannte, dass die Umstände dort einfach nicht mit meiner Gesundheit vereinbar waren. Eine wahrlich schwierige Entscheidung.

Nun hing alles wieder in der Schwebe. Nach dem Bruch des Arbeitsverhältnisses und dem Auslaufen meiner Krankmeldung war es nun zum ersten Mal in meinem Leben erforderlich, mich arbeitslos zu melden. Immer wieder höre ich den Satz: „Du bist doch nicht behindert!" Dabei gelte ich offiziell als schwerbehindert. Die Sorge, dass mir irgendwann die Kraft für den Alltag ausgehen könnte und ich von der Jahrgangsbesten zur Langzeitarbeitslosen werde, begleitet mich ständig. Trotz aller Anstrengungen finde ich aufgrund meines Autismus bisher keinen adäquaten Job. Dies spiegelt leider die Realität wider, in der ein großer Anteil von Autisten entweder arbeitslos ist oder unter seinem Potenzial beschäftigt wird, da eine Integration in den Arbeitsmarkt oft nicht gelingt.

In der Gesamtschau halte ich es für von großer Bedeutung, dass die Gesellschaft ein tieferes Verständnis für Autismus und andere neurologische Unterschiede entwickelt. Dies trägt nicht nur zu einer erhöhten Sensibilität bei, sondern ermöglicht auch einen offenen Dialog über die Herausforderungen, vor denen Menschen wie ich stehen. Zugleich ist es entscheidend, dass Menschen mit Autismus und anderen neurologischen Unterschieden uneingeschränkten Zugang zu den unterstützenden Ressourcen und Diensten haben, die ihnen helfen, ihr volles Potenzial zu entfalten und ein erfülltes Leben zu führen. Dieser Zugang zu Unterstützung bildet das Fundament für eine inklusive Gesellschaft, in der Vielfalt als Bereicherung wahrgenommen wird.

Im zweiten Abschnitt meines Buches tauche ich nun tiefer in die faszinierende Welt des Autismus ein. Nachdem ich meine eigene Geschichte skizziert habe, begebe ich mich jetzt auf eine Reise durch verschiedene Aspekte, die mit Autismus in Verbindung stehen. Zuerst müssen wir allerdings gemeinsam einen Blick auf die Funktionsweise des menschlichen Gehirns werfen.

6. Das menschliche Gehirn

Unsere Wahrnehmung wird von unseren Gehirnen konstruiert. Sie ist eine Illusion, die sich bei den meisten Menschen ähnelt und die Realität bestimmt. Unsere Wahrnehmung kann kein exaktes Bild der Realität sein, sonst würden beispielsweise optische Illusionen nicht funktionieren. Doch wie macht unser Gehirn das genau? Nun, glücklicherweise habe ich mich mit dem aktuellen Wissen auseinandergesetzt und werde versuchen, es hier vereinfacht zu erklären. Vorweg möchte ich jedoch eine ausdrückliche Leseempfehlung für alle Bücher von Peter Vermeulen aussprechen, die sich mit diesem Thema befassen. Aus diesen Büchern habe ich das Wissen für dieses Kapitel gewonnen.

Nach aktuellem Wissen ist die Annahme, dass das Gehirn Reize empfängt, sie verarbeitet und schließlich eine Reaktion entsteht, falsch. Das Gehirn funktioniert vielmehr, indem es Voraussagungen trifft. Die Wahrnehmung beginnt also im Gehirn selbst. Das Gehirn ist bestrebt, dass seine Wahrnehmung von der Welt stimmt. Es reagiert erst bei Abweichungen von Vorhersagungen des Gehirns. Wenn etwas nicht erwartbar ist, wird es aktiv. Im Normalfall bemerkt man seine Socke beispielsweise erst, wenn sie etwa halb vom Fuß gerutscht ist und somit dem üblichen Muster einer Socke am Fuß widerspricht. Dies ist eine sehr schlaue und energiesparende Art zu arbeiten für das Gehirn. Ist nun ein Vorhersagefehler aufgetreten, nutzt das Gehirn die Sinnesorgane, um diesen zu überprüfen. Dabei ist es dem Gehirn sogar egal, welches Sinnesorgan Reize aufnimmt, denn sie kommen immer in Form von elektrischen Impulsen bei ihm an.

Zurück zum Vorhersagefehler ... Nun kann das Gehirn auf zwei Arten reagieren: Es kann sein Bild der Wahrnehmung anpassen oder Reize in der Realität hinzufügen, damit sie dem Erwartbaren mehr entspricht. In dem Dorf, in dem ich aufwuchs, schrillt jeden Samstag um zwölf Uhr die Sirene im Feuerwehrhaus zum Probealarm. Dies beschreibt die Situation im Kontext. Ohne Kontext schrillt nur ein Alarm. Der Kontext ist, dass es Samstag zwölf Uhr ist. Weil das Gehirn sich ständig anpasst und lernt, springt das ganze Dorf eben nicht auf und gerät in Panik, sondern bekommt vom Gehirn das wahrscheinlichste Szenario angeboten, das es dann über die Sinne überprüft, mit einem Blick auf den Kalender oder die Uhr beispielsweise. Dies bestätigt dann die Voraussagung des Gehirns: Probealarm.

Wenn ein Mensch neu im Dorf ist und gerade seinen ersten Samstag dort verlebt, bietet ihm sein Gehirn ebenfalls die wahrscheinlichste Lösung an. Irgendwo in der Nähe wird es brennen, und eventuell werden demnächst Feuerwehrwagen zu sehen sein. Auch er überprüft mithilfe seiner Sinne die Vorhersage seines Hirns. Er kann aber weder Hitze, Rauch, Feuerwehrfahrzeuge noch Blaulicht ausmachen. Erzählt er am Montag seinem Kollegen aus demselben Dorf davon, wird ihm berichtet werden, dass so ein Probealarm jeden Samstag um Punkt zwölf Uhr einsetzt. Sein Gehirn erhält neuen Kontext, der, weil das Gehirn stets bestrebt ist, die Vorhersagefähigkeit zu optimieren, ebenfalls überprüft werden wird. Tage später schrillt erneut eine Sirene, und wieder schlägt das Gehirn eine Realität vor, die aber dieses Mal in Erwägung zieht, dass es Samstag zwölf Uhr sein könnte. Das Gehirn will das Überleben des Individuums sichern, und so ist es für es unerlässlich, einige unwichtigere Vorhersagefehler zu ignorieren. Wie oft es zu Vorhersagefehlern, also Überraschungen kommt, hängt von der Unsicherheit oder Sicherheit des sensorischen Inputs ab und von der Sicherheit der Modelle des eigenen Gehirns. Modelle von Situationen, Menschen und Dingen entstehen mit der Zeit. Man lernt etwas oder jemanden kennen. Dieses Kennenlernen ist maßgeblich vom Kontext abhängig. So kommt es, dass Unwichtiges dem Kontext nichts beiträgt und daher der Wahrnehmung entgleitet, wie das Ticken der Uhr. Wenn man aber nun auf etwas wartet, das zu einer gewissen Zeit eintreten soll, wird das Ticken der Uhr möglicherweise zu wichtigem Kontext und somit auch wahrgenommen.

Nun sagt man dem Autismus nach, eine tiefgreifende neurologisch bedingte Entwicklungsstörung zu sein. Auf irgendeine Weise muss das autistische Gehirn also anders funktionieren. Wir kennen alle die Auswirkungen davon. Autisten mögen keine Veränderung. Autisten verstehen Kommunikation anders. Auch wenn man diese Aussagen nicht verallgemeinern sollte, ist es tatsächlich so, dass etwas anders ist, und das erkläre ich im Folgenden.

Autistischen Gehirnen gelingt es nicht so gut, kontextgebunden zu denken. Sie sind sogar kontextblind und versuchen relatives mit absoluten Modellen zu verarbeiten. Die Modelle, die Autisten von der Welt entwickelt haben, sind zu spezifisch, um Anwendung zu finden. Man kann es sich so vorstellen: Bei nicht-autistischen Menschen bestehen diese inneren Muster und Schablonen aus Gummi. Sie sind dehnbar und lassen Ausnahmen sowie Abweichungen zu, weil man sie flexibel anpassen kann – ähnlich wie ein Gummidichtungsring, der beim Einkochen von Marmelade verwendet wird. Autistische Muster und Schablonen hingegen bestehen nicht aus Gummi, sondern eher aus Metall. Sie sind starr und unbeweglich, und keine Abweichung vom Bekannten passt hinein, egal, wie sehr man es versucht. Deshalb muss die Realität jedes Mal überprüft werden, da diese Abweichungen als Vorhersagefehler erkannt und als bedeutend wahrgenommen werden. Aus diesem Grund sind autistische Menschen ständig ein wenig überrascht, was die Welt für sie unberechenbar und zersplittert erscheinen lässt – ein Thema, das sich durch mein ganzes Buch zieht. Alles weicht ab, also ist alles wichtig. Jeder Vorhersagefehler ist wichtig und wird wahrgenommen und von den Sinnen überprüft, was schneller zu einer Reizüberflutung führt.

Das autistische Gehirn nimmt jeden Vorhersagefehler zum Anlass, sein inneres Modell anzupassen. Dadurch werden diese so spezifisch. Deswegen verlassen sich Autisten mehr auf ihre Sinne als auf ihre Vorhersagen. Dies ist übrigens auch der Grund, weshalb optische Illusionen bei Autisten seltener funktionieren. Diese Illusionen sprechen vorgefertigte Modelle im Gehirn an. Man könnte also sagen, autistische Menschen sehen die Welt realitätsnaher. Jedes Modell wird immer spezifischer und so treten immer mehr Vorhersagefehler auf. Ein Teufelskreis. Und das ist so, weil sie den

Kontext nicht miteinbeziehen. So kommt es zum Beispiel, dass Autisten lachen könnten, wenn jemand hinfällt. Beim Slapstick ist es für alle witzig, aber im Kontext einer entstandenen ernsthaften Verletzung des Stürzenden lacht man eigentlich nicht mehr. Kommunikation, die nur im Hinblick und unter Einbezug des Kontextes funktioniert (-> und das ist jede Kommunikation), wird dann zu einer Mammutaufgabe für den Autisten.

Wenn man Situationen und Kommunikation mit autistischen Personen vorhersehbarer und erwartbarer machen könnte, hätten sie weniger Vorhersagefehler und dadurch weniger Stress. Man könnte dies erreichen, indem man Autisten zeigt, wie sie oder dass sie wirksam handeln. Sie könnten die Situation dann als beherrschbar wahrnehmen, sie wären nicht länger ausgeliefert.

Jede Handlung, die der autistische Mensch selbst ausführt, gibt ihm ein vorhersehbares sensorisches Feedback.

So entsteht das Stimming, das an einigen Stellen in diesem Buch wieder auftauchen wird. Reize, die man selbst zufügt, sind für das Gehirn logischerweise leichter vorherzusagen als Reize, die von der Umwelt ausgehen. Das Gehirn von autistischen Personen ist also immer extrem beschäftigt mit der Außenwelt, zu beschäftigt, sodass keine Kapazität mehr für die Interozeption bleibt. Innere Prozesse können falsch interpretiert werden. Ein hoher Herzschlag wegen Zuneigung könnte vom Gehirn beispielsweise als Angst fehlinterpretiert werden. Die betroffene Person wird dann so handeln, als sei sie in Gefahr. Auch hier fehlt der Kontext komplett. Sinnesreize können sehr mehrdeutig sein und Körpersignale eben auch.

Gehirne, die zu wenig kontextsensitiv sind, werden andere Erklärungen finden und dementsprechend anders reagieren. Auf mögliche Auswirkungen von mangelnder Interozeption komme ich im Kapitel „Schmerzen wahrnehmen und Gefahren einschätzen“ noch ausführlicher zu sprechen.

Menschen mit Autismus sind nicht in der Lage, die Welt schnell und unbewusst vorherzusagen. Objekte sind daher vorhersehbarer als Menschen, weil sie zumindest den physikalischen Regeln folgen. Menschen hingegen scheinen keinen erkennbaren Regeln zu folgen. Wenn man sie fragt, antworten sie allerdings, da seien doch ungeschriebene Regeln zwischen den Zeilen. Diese sind vom Kontext abhängig, weshalb sie auch niemand aufzuschreiben vermag, da sie dann absolut werden würden.

Die meisten Menschen brauchen so ein Regelbuch auch nicht, weil sie den Kontext eben ganz automatisch und unbewusst innerhalb von Sekundenbruchteilen miteinbeziehen können. Für mich jedoch bleiben Regeln undurchsichtig, solange sie nicht klar definiert oder sogar aufgeschrieben wurden. Dies gilt für alle Arten von Regeln. Allerdings bringen ausformulierte Regeln ebenfalls nicht ihren Nutzen, wenn nicht ersichtlich ist, was sie bedeuten und vor allem, weshalb es sie gibt und geben sollte. Selbst die Gesichtsausdrücke und Emotionen von Menschen sind kontextabhängig. Es ist sogar so, dass der Kontext viel wichtiger als das Ablesen der Emotionen vom Gesicht ist. Genau genommen funktioniert das Ablesen von Emotionen aus Gesichtsausdrücken gar nicht. Man kann daraus lediglich die Intensität des Gefühls ausmachen und ob es eher zufrieden oder nicht zufrieden guckt. Dieses unterstützte meine Antworten auf die Fragen meiner Therapeutin, als sie mir auftrug, aus den Gesichtern von Personen auf Fotos die Emotion herauszulesen. Ich kategorisierte immer in zufrieden und nicht zufrieden, wie ebenfalls an verschiedenen Stellen im Buch zu erkennen sein wird.

Man muss den Autisten also beibringen, auf den Kontext zu achten. Wie das eventuell klappen könnte, erkläre ich im Kapitel „Therapie“. Die Kommunikation über das direkte gesprochene Wort ist zwar der kleinste Teil der Kommunikation, soll hier aber trotzdem Erwähnung finden, da auch diese einige Besonderheiten im Umgang mit Autisten aufweist.

Um noch mal auf das Thema der Vorhersagefähigkeit zurückzukommen, ist es sogar so, dass Menschen die Kategorie der Wörter vorhersagen können, die das Gegenüber wählen wird. Wenn jemand fragt, was man gestern im Fernsehen geschaut hat, begrenzt das die Antwortmöglichkeiten enorm. Die Antwort könnte mit „Das perf...“ anfangen und man würde direkt denken, dass das Gegenüber sagen wird „Das perfekte Dinner“. Somit kann der Gesprächspartner schon bevor er überhaupt die Antwort des Befragten hören konnte, anfangen zu überlegen, was er darauf sagen könnte. Das bestimmt den Gesprächsfluss. So ist es auch nicht verwunderlich, dass man Menschen, die von der gleichen Kultur wie man selbst geprägt sind oder die gleiche Sprache sprechen, besser versteht. Das Gehirn muss dann nicht so bemüht sein vorherzusagen, was gesagt werden könnte. So ist der Gesprächsfluss bei Menschen, die sich sehr gut kennen, noch schneller. Manchmal ist es dann sogar so, dass etwas nicht einmal ausgesprochen werden muss, damit der andere weiß, was er oder sie gesagt hätte. Mein Opa stottert beispielsweise. Wenn er an einem Wort oder einer Silbe hängen bleibt, muss man sich manchmal zügeln, seinen Satz nicht selbst zu beenden, weil man weiß, was er sagen wird oder wollte. Hier wird es besonders deutlich, weil dem Gehirn vergleichsweise viel Zeit zum Vorhersagen gegeben wird. Normalerweise wird man sich seiner Vorhersagen gar nicht bewusst, weil es so schnell und unterbewusst geschieht. Beim Lesen funktioniert das ganz ähnlich. Es ist sogar egal, in welcher Reihenfolge die Buchstaben eines Wortes angeordnet sind, solange der erste und der letzte ihre Plätze behalten. Das Gehirn hat sich Muster gebaut. Kinder, die das Lesen gerade erst lernen, können noch auf keine Muster zurückgreifen. Ist das nhcit Wnashnin, wie usenr Geirhn fuknotiinret?

Autisten können, wie wir nun schon wissen, nicht so gut vorhersagen (... weshalb mir übrigens diese und andere Schreibfehler sofort auffallen). Durch diese Unfähigkeit, kontextgebunden vorherzusagen, sind Gespräche für mich und meine autistischen Mitmenschen so enorm anstrengend, gerade in einer Gruppe. Wenn man mir die Möglichkeit gibt, fange ich dann an, über Themen zu sprechen, in denen ich mich sicherer fühle und mich gut auskenne. Möglicherweise wiederholen autistische Personen deshalb immer wieder dieselben Themen, weil sie sich im Gespräch unsicher fühlen. Spätestens ab diesem Punkt verliert sich die Gegenseitigkeit des Gesprächs. Der Autist wird vorwiegend monologisieren, da es einfacher und sicherer ist, die anderen auszusparen. Dem Autisten könnte es in einer solcher Situation darum gehen, diese einfach irgendwie zu bewältigen. Spezialinteressen oder eben diese Spezialthemen sind ein sicherer Hafen voller Freude. Logisch, dass man bei Unsicherheit in diesen einkehrt. Meistens bin ich also nicht einmal in der

Lage, irgendetwas einem Gespräch zu entziehen, weshalb meine Kommunikation vorwiegend schriftlich und visuell stattfindet. Auch hierzu finden sich einige Anekdoten im Verlauf dieses Buches. Wie man es autistischen Menschen diesbezüglich leichter machen kann, finden Sie vorwiegend im Kapitel „Therapie".

Jetzt wird es noch krasser, denn das Gehirn sagt nicht nur die Kategorie eines Wortes voraus, sondern auch die Bedeutung eines Wortes. Besonders bei Worten, die gleich klingen, aber anders geschrieben werden (Homonymen), und Worten, die gleich geschrieben werden, aber unterschiedliche Bedeutungen haben (Homographen), wird es für autistische Gehirne besonders knifflig. Was ein Wort bedeutet, ist vom Kontext, in dem es benutzt wird, abhängig. So kommt es in der Kommunikation mit einem Autisten zu vielen Missverständnissen, aber auch zu einigen Situationen, die im Nachhinein für alle Beteiligten lustig sind. Solche Situationen finden sich im Kapitel „Sprichwörter und Redewendungen" wieder.

Eines möchte ich hier zum besseren Verständnis der Sache aber kurz einfließen lassen. Das Wort „aufsetzen" lernte ich schon ganz früh in meinem Leben kennen, da ich (aufgrund meiner hellen Haut und Pigmentstörung) von meiner Mutter ständig angehalten wurde, einen Hut aufzusetzen, der mich vor Sonnenbränden und Sonnenstichen bewahren sollte. Jedes Mal, wenn ich in den Frühlings- und Sommermonaten das Haus verließ, bekam ich diesen Ratschlag. Eines Tages wollte Oma, dass ich sie beim Kochen unterstützte. Sie gab mir den Topf Kartoffeln und trug mir auf, diese schon einmal aufzusetzen. Mein damals elfjähriges Ich nahm den Topf entgegen und setzte ihn sich auf den Kopf. Ich hatte wieder einmal den Kontext völlig missachtet.

All diese Informationen werden Sie beim Lesen meines Buches nach und nach verstehen und wiedererkennen können, weil sich so vieles darauf zurückführen lässt. Deswegen habe ich mich entschlossen, diese Informationen am Anfang des zweiten Buchteils einzubauen. Mit diesem Hintergrundwissen werden viele Dinge plötzlich in einem neuen Licht erscheinen und Sinn ergeben. Es wird deutlich, dass ich mich intensiv mit sprachlichen Bildern auseinandergesetzt habe und, dass sie mich faszinieren. Dadurch wird sich manches beinahe poetisch anhören, doch hoffentlich bleibt es dennoch verständlich. Diese besondere Art der Ausdrucksweise zeichnet mich aus, wie möglicherweise schon im ersten Teil ersichtlich wurde.

7. Das Sprechen und Maskieren

schnell ist es beschlossen,
das gute Kraut wird gegossen,
das Unkraut wird entfernt,
doch was der Mensch im Leben lernt,
oft ist's schwer, sich zu entschließen,
soll man entfernen oder gießen?

Ein desolater Tanz zwischen Verbergen und Anpassen prägte meine Jugendjahre, und das aus vielerlei Gründen. Von klein auf wurde mir angelernt, meine Bewegungen zu zügeln, meine Hände ruhig zu halten, und ständig ermahnte man mich, mich „normaler" zu verhalten. Nicht selten trieben mich missbräuchliche Therapien oder schmerzhafte Erfahrungen des Mobbings dazu, meine wahre Natur zu verbergen. So wurde die Angst vor Ablehnung zu meinem ständigen Begleiter, der mich zwang, meine Authentizität in einem Schauspiel der Anpassung zu verschleiern – eine mühsame Maskerade, die mich letztlich von mir selbst entfremdete. Im Teenageralter war meine Lieblingsserie eine, in der die Hauptprotagonistin immer sehr mürrisch ist. Ich fand sie cool und begann, mich wie sie zu verhalten. Meine Eltern bemerkten das und erwogen sogar, mir die Serie zu verbieten. Doch ich sah, dass die Protagonistin recht gut zurechtkam. Sie hatte sogar Freunde – etwas, das ich mir zu dieser Zeit sehr wünschte. Also beschloss ich, ihr nachzueifern in der Hoffnung, dass auch ich Erfolg haben würde.

Hinter den Kulissen des Maskierens verlor ich mich selbst, während ich meine Impulse und Eigenarten unterdrückte, um die Rolle eines Fremden zu spielen. Ein lebendiges Schattenspiel, bei dem ich meine wahre Identität bis zum gänzlichen Ichverlust verbarg. In diesem stillen Drama existierte ich kaum, ein stummer Schrei der Frustration, der sich langfristig in der Unfähigkeit, mein wahres Wesen zu zeigen, ausdrückte.

In meinem Geist spielt sich ein ständiges Theater ab, ein „zweiter Monitor" mit Regieanweisungen für die soziale Interaktion. Jetzt Blickkontakt halten, jetzt abwenden, jetzt die Interessen des Gesprächspartners einschätzen, jetzt lächeln – aufmerksam sein! –, jetzt nicht unterbrechen, gestikulieren, einfügen eines „Mhm" (weil kurze Kommentare angeblich Wertschätzung übermitteln sollen), dabei die Tonlage leicht erhöhen, wachsam bleiben! Die Frage „kannst du ..." könnte ein versteckter Appell sein, den Blick halten – jetzt wieder abwenden, nicht mit dem Oberkörper schaukeln ...

In diesen Momenten fühle ich mich wie ein Moderator, der lediglich vom Teleprompter abliest und keinen eigenen Beitrag zur Show leisten darf.

In meiner Wahrnehmung durchzieht eine Flut von Künstlichkeit meine Zeit, eine Zeit voller undurchsichtiger Spiele und Widersprüche. Als Autist fällt es mir besonders schwer, mich in diesem Meer zu orientieren. Die Lügen, Unaufrichtigkeiten und Diskrepanzen zwischen äußerem Schein und wahrer Natur der Dinge spüre ich intensiv, und das überfordert mich, da ich sie nicht einordnen kann. Die Erwartungen an mich sind undurchsichtig, ein Rätsel, das ich nicht lösen kann. Denn, wie kannst du sagen, wer du bist, wenn dir jeder sagt, wer du zu sein hast?

Die emotionale Verbindung, die Neurotypische so mühelos miteinander teilen, bleibt mir verschlossen, und das bedauere ich zutiefst. Das kognitive Verständnis ist wie ein Trostpreis – der Hauptgewinn wäre jedoch, diese Gefühle selbst erleben und teilen zu können.

Früher oder später entwickelte ich die Gewohnheit, meine Mitmenschen in ihrer Kommunikation schlichtweg zu imitieren. Diese Funktion verfälscht zumindest auf den ersten Blick das Erscheinungsbild erheblich. So konnte ich soziale Unbeholfenheit, die in meiner Kindheit vielleicht noch unauffällig war, durch antrainierte Umgangsformen kompensieren. Ein bewusstes Erfassen von Gesichtsmerkmalen wie Narben, Haaransatz, Falten und vor allem die individuelle Gangart hilft mir, Herausforderungen bei der Gesichtserkennung oder dem Wiedererkennen einer Person zu bewältigen. Manchmal verraten mir jedoch nur die Schuhe, wer gerade vor mir steht. Das Augenmerk auf Schuhwerk zu legen, habe ich mir angewöhnt, da Schuhe seltener gewechselt werden als Outfits. Trotzdem ist diese „Schuhtaktik“ nicht immer zuverlässig, und so bleibt die Wiedererkennung stets eine Herausforderung.

Menschen wirken auf mich irgendwie verschwommen oder wie wandelnde Gegenstände. In meinem Kopf sticht niemand wirklich hervor, weshalb ich sie nicht als Individuen wahrnehme, ihre Präsenz ist für mich so dezent, dass sie kaum greifbar ist. Wie kann ich die Fähigkeit der menschlichen Wahrnehmung erlangen, wenn ich meine Mitmenschen nicht wirklich begreife? Wie öffne ich meine Augen für eine bisher ungesehene Welt? In meiner Welt sind Menschen fest mit bestimmten Orten verbunden. Wenn ich ihnen in meinem Kopf einen Platz zugewiesen habe, an dem sie bisher zuverlässig zu finden waren, kann ich sie bei Veränderungen des Rahmens oder der Situation nicht mehr erkennen. Nach den Sommerferien kam es oft vor, dass meine Mitschüler plötzlich die Sitzordnung änderten, und ich fühlte mich dann, als wäre ich im falschen Raum gelandet.

Menschen, die ich in verschiedenen Umgebungen häufig sehe, kann ich mir im Laufe der Zeit merken. Dennoch ist es bis heute hilfreich für mich, dass mein Vater beispielsweise immer eine rote Jacke trägt, wenn wir draußen unterwegs sind, denn Unbekannte werden von mir automatisch als bedrohlich eingestuft. Durch kognitive Anpassung kann ich auch mein Sprachverständnis an andere anpassen, indem ich Sprichwörter und Redewendungen auf der Grundlage von Vokabellernprinzipien erlerne. Trotz intensiven Übens sende ich oft missverständliche Signale an mein Gegenüber. Wenn ich „Nein“ sage, meine ich nicht unbedingt „Nein“. Häufig steckt viel mehr dahinter: Angst, Unwissenheit, ein Mangel an Zeit zum Nachdenken oder Verunsicherung. Das „Nein“ ist für mich eine Bewältigungsstrategie, genauso wie das „Ich weiß nicht“. Mit einem „Nein“ oder „Ich weiß nicht“ versuche ich, einer Veränderung aus dem Weg zu gehen oder eine unangenehme Situation zu vermeiden, für die ich zu wenige Informationen oder Zeit habe. Es ist wichtig, dass Angehörige dieses Informationsdefizit des Autisten bemerken. Ein autistischer Mensch traut sich vielleicht in eine neue Situation, wenn er genug Wissen und die Möglichkeit hat, jederzeit aus besagter Situation gehen zu können. Informationen schaffen Sicherheit. Niemand würde mit beiden Beinen gleichzeitig in unbekannte Gewässer steigen, um die Tiefe zu prüfen. Oftmals sind Mitmenschen mit einer solchen Antwort bestehend aus „Ich weiß nicht“ und „Nein“ nicht zufriedenzustellen. Da greift dann die nächste Taktik. Viele meiner Sätze, die daraufhin nun folgen könnten, sind einfach übernommene Ausdrücke. Manchmal, wenn ich spreche, bin ich mein Vater, und zu einem anderen Zeitpunkt habe ich sogar für kurze Zeit einen Dialekt übernommen, weil ich den Satz so schon einmal gehört habe. Dieses Phänomen wird als Echolalie bezeichnet, und ein beträchtlicher Teil meiner Lautsprache besteht darin.

Echolalie bedeutet, dass man Dinge, die gesagt wurden, ständig wiederholt, entweder sofort oder auch nach Stunden oder Tagen. Besonders in stressigen Situationen fällt es mir leichter, vertraute Äußerungen von mir zu geben. Das wiederholte Echo dient auch als eine Art Kontaktaufnahme. Manchmal wiederhole ich Sätze oder Worte aber nur, weil ich weiß, dass eine Reaktion in Form von Geräuschen erforderlich ist. Nicht zuletzt hilft das wiederholte Echo bei der Beruhigung und Stimulation.

Während Ausgleichsleistungen mein äußeres Erscheinungsbild deutlich normalisieren, durchlebe ich innerlich oft starke Erschöpfungszustände. Dieses Verhalten führt zu weiterer Selbstentfremdung und letztendlich zum Verlust des eigenen Selbst. Man schöpft permanent Kräfte über das Maß hinaus, mobilisiert Ressourcen, die eigentlich nicht mehr vorhanden sind, und wird zum Gefangenen der eigenen Überforderungsmuster sowie der notwendigen Anpassungsleistungen, die evolutionär bedingt sind. In gewisser Hinsicht ähneln Menschen nämlich den Wölfen. Diejenigen, die anders sind, schwach oder in ihrer Entwicklung zurück, werden metaphorisch „totgebissen", was in meinem Fall zu Ausgrenzung, Verachtung, Misshandlung und Demütigung führte. Alle Erfahrungen sprachen dieselbe Sprache, schlugen immer in dieselbe Kerbe. Das Kernpostulat lautete: „Ich mache alles falsch und bin nicht erwünscht."

Unter solchen Umständen passt sich das denkende Wesen so gut wie möglich der Masse an, aus reiner Notwendigkeit heraus. Immer, wenn ich auf bestimmte Weise auf etwas reagieren soll, muss ich mein Gedächtnis nach ähnlichen Situationen durchforsten, um dann zu entscheiden, welche Antwort oder Floskel in diesem Moment funktionieren könnte. Trotz dieses ständigen inneren Chaos werde ich fälschlicherweise oft für heiter und entspannt gehalten. Es erzeugt regelrecht Unmut in mir, wenn mir erneut jemand erklärt, dass ich im Grunde genommen recht unkompliziert sei oder nur eine leichte Form von Autismus hätte. Solche Aussagen kommen mir wie eine Verharmlosung vor, und ich fühle mich noch isolierter, denn es entsteht der Eindruck, dass niemand außer mir das volle Ausmaß meiner Erfahrungen erahnen kann. Dabei wollte ich doch eigentlich unauffällig wirken, oder nicht? Hier schließt sich der Teufelskreis. Bis heute frage ich mich: „Wer bin ich, wenn ich niemand sein muss?“

Ich selbst sein zu können, steht diametral dem entgegen, wie ich bisher gelebt habe, und ist fundamental anders als das, was ich gewohnt war zu tun.

Wer sich selbst fremd ist, kann kein Selbstvertrauen aufbauen. So ein Mensch ist nirgends daheim, weder in sich noch auf dieser Welt.

So geteilt zu leben, verbraucht immens Energie. Wer so leben muss, macht sich kaputt. Daher ist es von enormer Wichtigkeit zu verstehen, dass „leicht autistisch“ bedeutet, dass man es von außen nur leicht sieht, aber im Inneren ist oft ganz viel Leid.

Die Wahrheit ist, dass Autisten mehr oder weniger offensichtlich Unterstützung brauchen.

Ein Beispiel, wie Worte entstehen:

Es ist, als wären alle Worte greifbar, aber zwischen ihnen und meiner Zunge erhebt sich eine undurchdringliche Wand. Ich weiß, was ich sagen möchte, doch mein Mund weigert sich beharrlich, die Wörter zu formen, meine Stimmbänder weigern sich, einen klaren Ton zu erzeugen. Selbst wenn ich mich zwinge, sind die Worte flüchtig wie Rauch, entziehen sich meinem Griff, wenn ich meine Hand nach ihnen ausstrecken will. Je mehr ich mich bemühe, sie auszusprechen, desto weiter rücken sie außer Reichweite.

Es fühlt sich an, als würde ich gegen diese Wand anrennen, um meinen Mund zu öffnen, und manchmal versagt selbst das einfache Nicken oder Kopfschütteln. Sogar bei klarem Wissen darüber, was ich sagen möchte, scheint es, als wäre ich in meinem eigenen Kopf gefangen – äußerst frustrierend.

Es gibt Momente, in denen meine Gedanken wie in einem weißen Rauschen verloren gehen. Das klare Denken wird zur Herausforderung, das Sprechen zum Kraftakt. Diese Schwierigkeiten begleiten mich konstant.

Abgesehen von solchen Situationen fühle ich mich generell sehr unbeholfen in der Kommunikation mit anderen. Mit Fremden zu sprechen, ist nahezu unmöglich, und das verkompliziert mein Leben zusätzlich.

Die Fähigkeiten deiner Sprache begrenzen die Reichweite meines Verständnisses.

Dennoch gelingt es mir meistens, mündlich meine grundlegenden Bedürfnisse mitzuteilen. Dabei greife ich oft auf auswendig gelernte Sätze zurück, und manchmal nutze ich ungewöhnliche Worte oder verliere unerwartet meine Sprache. Oft fühle ich mich gezwungen zu sprechen und mein Leiden zu verbergen – die Verzweiflung, wenn ich um die richtigen Worte ringe und sie einfach nicht kommen wollen, und das niederschmetternde Gefühl, nicht aus meiner Haut zu können, bleiben bestehen.

In einem überwältigenden Supermarkt-Szenario wagte ich es gemeinsam mit meiner Begleitung, das Einkaufen zu üben. Die einfache Entscheidung, Schokolinsen zu kaufen, erschien in dieser herausfordernden Situation wie ein schier unüberwindbares Unterfangen. Bereits häufiger war ich solchen Einkaufssituationen ausgesetzt, und meine Begleiterinnen und Begleiter wissen, dass alles zügig ablaufen muss, um Zwischenfälle zu vermeiden. Am besten passiert einfach nichts Ungewöhnliches. An diesem Tag fielen mir Schokolinsen ins Auge, und der Wunsch, sie zu kaufen, entstand in mir. Doch das Aussprechen meiner Gedanken gestaltete sich als schier unüberwindliche Hürde, denn es ist für mich unendlich schwer, anderen durch Sprache und Gestik mitzuteilen, was ich mir wünsche. In einem solchen Moment stellt sich die Frage: Welche Worte sind es wert, die Stille zu durchbrechen, wenn man weiß, dass sie so limitiert sind?

Dieses Mal schaffte ich es nicht. Die Schokolinsen blieben im Laden zurück. Gelegentlich schaffe ich es an anderen Tagen, in solchen Momenten einen kurzen Satz zu formen, etwa wie: „Schokolinsen kaufen". Mein Kopf arbeitet dann auf Hochtouren. Zu Beginn durchforste ich meine Erinnerungen, die sich um Schokolinsen drehen, und etliche Bilder dieser kleinen Köstlichkeiten tauchen vor meinem inneren Auge auf. Dadurch kann es mir gelingen, das Wort „Schokolinsen" auszusprechen. Ein passendes Verb zu finden, erweist sich als noch schwieriger.

Nun war es an der Zeit, meine Gedanken auf das zu fokussieren, was ich gerade tat, sei es gehen, stehen und dergleichen. An diesem Tag kam mir „kaufen" leider nicht im passenden Moment in den Sinn, denn ich empfand diese an sich einfache Situation wie folgt:

Als mein Blick zuerst auf das knallrote Laufrad fiel, das mit rasender Geschwindigkeit auf mich zusauste, begleitet von den jubelnden Rufen eines Jungen am Steuer, wurde meine Welt von einem Strudel überwältigender Sinneseindrücke verschluckt. Nichts war mehr berechenbar, alles erschien unlogisch und irritierend. Außerdem fehlte eine Kappe auf dem Ventil des Vorderrads. Das grelle Blitzlichtgewitter der Beleuchtung des Eiscreme-Shops nebenan blendete mich, und meine Augen schmerzten ob der Intensität. Eine ohrenbetäubende Lautsprecheransage dröhnte direkt in meine Ohren, die Sinne vibrierten im Takt der schrillen Durchsage. Wer hätte so was erwartet? Durchsagen kenne ich von Bahnhöfen, aber hier passte sie nicht in meine Annahme. Zwei sich streitende Jungen schienen förmlich durch meinen Körper hindurchzukämpfen, während eine Frau hektisch an meinem Ärmel rüttelte, um die Uhrzeit zu erfragen. Die schreienden Babys in den Kinderwagen umgaben mich wie eine Kakofonie aus lauten, quengelnden Stimmen, die an meinen Nerven zerrten. Die grellen Lichtreklamen blendeten mich von allen Seiten und warfen ein schrilles, unerbittliches Licht auf mich, das mich in seinen Wellen zu ertränken drohte. Jeder Geschäftseingang spie erbarmungslos dröhnende Musik in meine Ohren, die mich zu erdrücken schien, bis ich völlig überfordert war. Die Welt um mich herum schien zu kollabieren, und ich fühlte mich gefangen in einem wahr gewordenen Albtraum, während das Grundrauschen hektischer Betriebsamkeit unaufhörlich in meinen unverschließbaren Ohren pulsierte.

In dieser Betrachtung ist es wenig überraschend, dass die passenden Worte mir entglitten. Selbst wenn es mir gelingt, etwas Passendes zu finden, steht die Herausforderung bevor, meine Gedanken in Worte zu fassen. Ich bin mir bewusst, dass es Momente gibt, in denen ich unter Druck dazu in der Lage bin. An jenem Tag jedoch erreichte mein inneres Stresslevel eine Spitze, und die Umgebung strömte in rasendem Tempo an mir vorbei.

8. Gefahren einschätzen und Schmerzen wahrnehmen

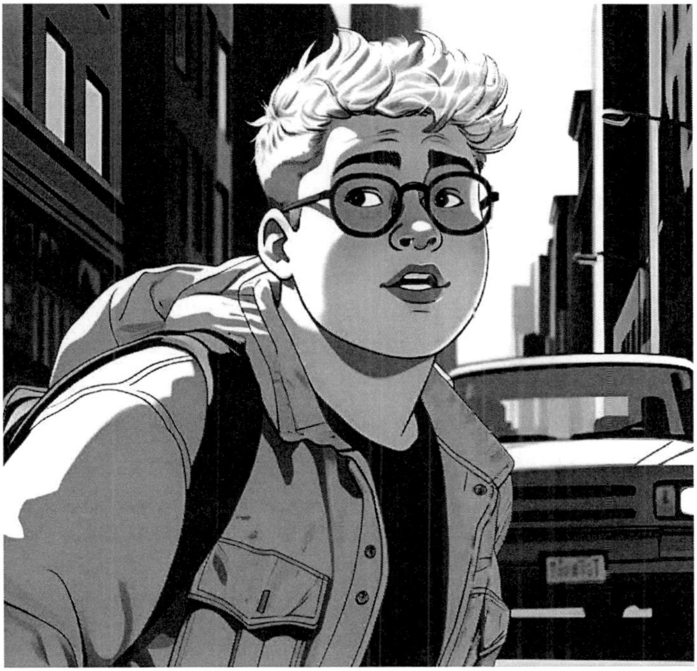

Beim Heranwachsen meiner jüngeren Cousinen fiel mir auf, dass etwas nicht stimmte. Immer wieder äußerten sie Ängste oder weigerten sich, an meinem Spiel teilzunehmen. Was mir als aufregend und spaßig erschien, empfanden sie als viel zu gefährlich. In diesen Momenten wurde mir bewusst, dass ihre normale Entwicklung sie dazu brachte, Gefahren angemessen einzuschätzen – etwas, das mir aufgrund meiner besonderen Wahrnehmung noch heute schwerfällt. Autisten erleben die Welt nämlich anders als neurotypische Menschen. Das wissen Sie sicherlich schon. Dies kann mit unterschiedlichen sensorischen Verarbeitungen zusammenhängen, wodurch Schmerzreize anders wahrgenommen werden. Schmerz entsteht im Gehirn, weil es denkt, es müsse sich in der jeweiligen Situation so fühlen. Schmerz sagt quasi aus: „Hey du, etwas stimmt nicht, kläre das!" Auch das Erkennen von Gefahren kann beeinträchtigt sein. Erst kürzlich begegnete ich in einem Horror-Videospiel einem Charakter, der auf mich zukam und eigentlich ziemlich scheußlich aussah. Ich machte mir nichts draus und ging dem Monster entgegen in der naiven Annahme, die Kreatur sei bestimmt nett. Dieser Charakter hatte natürlich keine guten Absichten und kurz darauf war ich Game Over.

Nun war das eine harmlose Situation in einem Spiel, aber in der Realität schätze ich viele Erscheinungen auch auf fatale Weise falsch ein. Viele Menschen im Autismus-Spektrum sind zu gutgläubig und naiv. Es muss darauf ein besonderes Augenmerk gelegt werden, sonst kann er im schlimmsten Fall im nächsten Moment in einen weißen Van einsteigen, weil der Typ am Steuer meinte, er hätte ganz viele Hundebabys bei sich zu Hause und man dürfe sich eines aussuchen und behalten, wenn man nun mitkäme. Die Herausforderungen in der Informationsverarbeitung führen also dazu, dass autistische Individuen bestimmte Situationen grundverschieden einschätzen. In anderen Fällen reagiert ein autistischer Mensch vielleicht erst auf Schmerz, wenn ein klar erkennbarer Schaden vorliegt. Gleichzeitig können alltägliche Reize wie Streicheln auf der Haut oder Geräusche, Licht und Wind schmerzhaft sein – Dinge, die für neurotypische Menschen oft schwer nachvollziehbar sind. Trotz dieser Unterschiede ist es wichtig, diese individuellen Wahrnehmungen zu akzeptieren und ihnen Beachtung zu schenken. Diese Unterschiede brachten in meiner Vergangenheit schon einige Herausforderungen mit sich.

Bereits früh erkannte meine Mutter, dass mein Verhalten eine gewisse Unberechenbarkeit aufwies (das ist ziemlich witzig, denn normalerweise verhalten sich alle anderen Menschen unberechenbar), die mit meinem Autismus zusammenhängen sollte. Schon bevor mein Bruder laufen und richtig sprechen konnte, wurde es zur Routine, dass er Mama holen musste, um mich aus einer misslichen Lage zu befreien. Mit seinem Bobbycar donnerte er gegen die Küchentür, bis Mama ihm Beachtung schenkte. „Rinna Baum", sagte er. Mama überquerte umgehend die Straße und versuchte, mich aus der Baumkrone zu befreien. Zu diesem Zeitpunkt war ich noch nicht einmal vier Jahre alt, und mein kleiner Bruder erkannte die Gefahr besser als ich. Ich zeigte Mama stolz, wie hoch ich gekommen war. Sie sagte dann immer, ich solle wieder herunterklettern. Das ergab für mich keinen Sinn. Das Wort „klettern" beschrieb für mich eine Tätigkeit, die stets aufwärts auszuführen ist. Irgendwann bildete sich unter mir eine beachtliche Menschentraube (noch so ein verwirrendes Wort ...). Papa kam extra von der Arbeit nach Hause und rief mir zu, ich solle einfach loslassen und mich in seine Arme fallen lassen. Das Wort „fallen" erschien logisch, da es einen Vorgang beschreibt, der stets abwärts verläuft, bedingt durch die Gravitation. Dieses Verständnis ermöglichte es mir, die mir gestellte Aufgabe auszuführen.

Trotz der ernsten Worte meiner Mutter lernte ich aus der Situation nicht, und man fand mich immer wieder in irgendeinem Baum oder in einer anderen nicht weniger gefährlichen Situation vor.

Mit 15 Jahren fiel ich 4,5 Meter tief einen Baum hinunter und brach mir den Arm. „Der Ast hält, siehst du!", rief ich meinem Kumpel zu, nachdem er seine Bedenken dazu geäußert hatte, und wippte auf und ab. Der Ast unter mir brach, und im nächsten Moment fand ich mich auf dem Boden wieder. Ich sah schlimm aus, da ich blutbeschmiert war.

Meinem Kumpel half ich nach meinem Sturz vom Baum, da er nun Angst hatte. Das Erste, was ich nach dem Aufprall zu ihm sagte, war: „Habe ich wenigstens einen Salto gemacht?" Danach begann ich zu merken, dass ich beide Arme nicht bewegen konnte.

Entschlossen dazu, nach Hause zu gehen, widersprach ich Jonas' Vorschlag, einen Krankenwagen zu rufen. Ich sperrte mich vollständig gegen die Idee, telefonieren zu müssen, da ich dieses Kommunikationsmittel nur äußerst ungern nutze. Nach einem Fußmarsch von etwa anderthalb Kilometern erreichten wir schließlich das nächstgelegene Haus, von dem aus man meine Eltern kontaktierte. Bei meiner Ankunft im Krankenhaus wurde ich direkt in einen Operationssaal gebracht.

Grausam zerschnitten sie meinen liebsten BH, das einzige Stück, das ich sensorisch ertragen konnte, ebenso wie meine geliebte Hose und ein schönes Shirt. In diesem Augenblick entkam mir ein klagendes „Aua". Doch für mich steht „Aua" nicht für Schmerz; es signalisiert vielmehr, dass etwas zerbrochen oder beschädigt ist. In diesem speziellen Fall war es meine Kleidung, die ich eindeutig als beschädigt identifizieren konnte. Bis heute assoziiere ich das kleine Wort „Aua“ mit der Notwendigkeit eines Wundverbands. Wenn ich blute, bin ich beschädigt und suche meine Eltern auf. Das „Aua“ dient mir als Hilferuf, um repariert zu werden, so habe ich es in meinem Verstand verankert. Leider wurde meine Kleidung nicht repariert, sondern achtlos weggeworfen.

Sechs Wochen lang befand sich mein Arm in einem Gipsverband, und ich konnte vorübergehend nicht mehr klettern. Diese Einschränkung schmerzte beinahe mehr als mein gebrochener Arm. Klettern war schon immer eine meiner Leidenschaften. Einmal wagte ich mich sogar daran, auf einen Hochspannungsmast zu klettern, um an einen Ball zu gelangen, der dort festzuhängen schien. Glücklicherweise wurde ich rechtzeitig von meinem Vorhaben abgehalten, die Luftwarnkugel und damit die gefährlichen Leitungen zu erreichen.

Im Alter von sechs Jahren und auch in den darauffolgenden Jahren fand ich Freude daran, auf das Dach unseres Hauses zu klettern und von dort auf mein Trampolin und in den Pool zu springen. Mein Interesse am Schwimmen entwickelte sich früh. Bereits mit etwa vier Jahren sprang ich ohne Schwimmflügel in das Schwimmbecken, während meine Mutter noch damit beschäftigt war, sie meinem Bruder anzulegen. Mama reagierte prompt und holte mich aus dem Wasser. Selbst als ich schließlich schwimmen konnte, war es mir natürlich untersagt, vom Haus in den Pool zu springen. Wahrscheinlich liegen dort auf dem Dach heute noch einige meiner Matchbox-Autos herum.

Die Korrektur meines Handgelenks war nicht meine erste Operation, und es sollte auch nicht die letzte sein. Frühere Verletzungen beschränkten sich auf gebrochene Finger, die oft unbemerkt blieben, entweder wegen übermäßigem Stimming (selbststimulierendes Verhalten, das bei vielen Autisten vorkommt und verschiedene repetitive Bewegungen oder Handlungen umfasst) oder während aufregender Fußballmomente.

Meine Mutter brachte mich dann in die Notaufnahme und zum Röntgen, weil meine Finger jedes Mal wirklich geschwollen und blau waren. Mich störte das eigentlich nicht besonders. Den Mittelhandknochen brach ich mir im Alter von zwölf oder 13 Jahren bei einem Freund, als ich gegen eine Wand lief. Motorisch war ich schon immer ziemlich ungeschickt. Ständig lief ich irgendwo gegen. Es knackte, aber für mich war es wichtiger, weiter meinen Kumpel mit seiner Softair-Pistole zu jagen. Solche Pistolen durfte ich selbst nie besitzen. Um 18 Uhr holte Mama mich vom Spielen ab und fuhr mit mir direkt weiter zum Krankenhaus. In der Notaufnahme kannte man mich bald. So kam es, dass meine Anamnese noch aktuell war, als ich mit einem geplatzten Blinddarm wieder dort auftauchte. Dass die Situation so ernst war, wurde erst während der Operation klar, denn Schmerzen empfand ich nicht. Ich beschrieb es meiner Mutter als ein andersartiges Gefühl. Anfangs nahmen wir an, dass meine Periode endlich einsetzte. Als dies jedoch ausblieb, veranlasste meine vage Beschreibung meine Mutter, es ärztlich abklären zu lassen.

Über die Jahre hinweg hat meine Mutter gelernt, mich wirklich gut einzuschätzen. Ihre Fähigkeit, Gefahrenquellen und -situationen zu beurteilen, ist auch heute noch eine wertvolle Hilfe für mich.

9. Meine Wahrnehmung meiner Behinderung

Was heißt das, richtig oder falsch
zu sein?
Was ist der Maßstab dieser
Welt?
Wer entscheidet über Sein und
Schein,
über das, was wirklich zählt?

Autismus wird oft als ein Mangel oder eine Störung angesehen, die Schwierigkeiten für Betroffene und ihre Familien mit sich bringt. Das ist sicherlich auch so, jedoch gibt es auch viele positive Aspekte dieser neurologischen Entwicklungsbesonderheit, die oft nicht beachtet werden. Autisten haben in der Regel eine sehr detailreiche, intensive und ausdauernde Wahrnehmung, die es ihnen ermöglicht, Feinheiten zu erkennen, die für andere Menschen nicht sichtbar sind. Sie besitzen ein beeindruckendes Gedächtnis für Fakten und Zahlen und können sich über lange Zeit auf eine bestimmte Aufgabe konzentrieren. Im Gegensatz dazu ist das episodische Gedächtnis, das die Fähigkeit umfasst, sich an persönliche Erlebnisse zu erinnern, bei ihnen eher schwach ausgeprägt. Mehr dazu findet sich im Kapitel „Gedächtnis".

Autisten besitzen eine einzigartige Perspektive, die oft von sozialen Konventionen abweicht. Diese Abweichung kann jedoch von Vorteil sein, wenn es darum geht, originelle und innovative Ideen zu entwickeln. In einem Umfeld, das stark auf sozialen Ausgleich setzt, entstehen geniale Einfälle selten ohne die Freiheit, sich von konventionellen Ansichten zu lösen. Autisten können kreativ und innovativ sein und besitzen häufig eine Vorstellungskraft und Fantasie, die andere inspirieren können. Ich fühle mich in dieser Gesellschaft, trotz der positiven Attribute, merklich beeinträchtigt, und ich schrecke daher auch nicht vor dem Wort ‚Behinderung' zurück. Ja, ich bin behindert und brauche Unterstützung, um in dieser Welt klarzukommen.

Ich war früher der Meinung, dass Kommunikation der Schlüssel ist, bis mir klar geworden ist, dass es ums Verständnis geht.

Du kannst jemandem alles kommunizieren, aber wenn er dich nicht versteht, herrscht stilles Chaos.

In vielen Fällen stelle ich fest, dass ich meinem Umfeld, insbesondere in meinem sozialen Verständnis, deutlich unterlegen bin. Ich kann meine Mitmenschen oft nicht gut genug verstehen. Sie verstehen mich allerdings auch nicht.

Ständige Einschränkungen und Versagensgefühle, insbesondere im sozialen Umgang, lösen daher nicht selten bei mir Minderwertigkeitsgefühle, Traurigkeit, Einsamkeit und Hoffnungslosigkeit aus. Dazu kommt, dass ich im Miteinander nicht geschickt genug bin, um den Trost und die Aufmerksamkeit, die mir durchaus entgegengebracht wird, zu spüren, und kann durch meine Natur nicht davon profitieren. Warum Trost für mich nicht funktioniert, liegt daran, dass es, wie das Wort „Mitleid" schon sagt, jemanden geben muss, der mit mir leidet. Genau das versucht ein autistischer Mensch zu vermeiden. Geteiltes Leid bedeutet für Autisten mindestens doppeltes Leid. Für andere Menschen gibt es zum Beispiel die Möglichkeit der Berührung, um an der Kraft des Stärkeren teilzuhaben. Wie gerne würde ich das auch zulassen und fühlen können, denn auch autistische Menschen brauchen ein Zugehörigkeitsgefühl. Manchmal sehne ich mich so sehr danach, davon ebenso profitieren zu können. Selten gelingt dies und ich schrecke doch wieder davor zurück.

Die Grundsehnsucht nach Resonanz entspringt dem tiefen Wunsch nach einer Welt, die bereit ist, auf unsere innersten Regungen zu antworten.

Häufig besteht für ein autistisches Kind der einzige Zugang zur Welt darin, bestimmte Handlungen zwanghaft zu wiederholen, z. B. Licht an- und auszuknipsen. Wir merken dadurch, dass unser Handeln Einfluss auf etwas hat. Doch was geschieht, wenn wir uns in der Stille verlieren, uns hilflos fühlen und nicht wissen, wie wir unsere innersten Gefühle in die Welt hinaustragen können? Autistische Personen sind quasi ganz allein mit ihren inneren Zuständen. Ich glaube, dass ein nicht unbedeutender Teil der Behinderung darin begründet liegt.

Die Ausprägung meines Autismus schränkt oft meine Chancen in der „Normalwelt“ und die eigene Lebensqualität sehr ein, egal, wie gut oder schlecht ich meine Schwächen durch „Spezialfähigkeiten“ kompensiere.

In einem unerklärlichen Universum verweile ich, in Ängste gehüllt, und durchlebe so jeden Augenblick an jedem Tag.

Manchmal finde ich es traurig, dass das Leben sich wie ein Kampf anfühlt, den außer mir kaum jemand sieht. Autismus zeigt sich in einem Spannungsfeld von Gegensätzen. Die verschiedenen Facetten des Autismus bewegen sich an den entgegengesetzten Extremen. Denn kaum einer rechnet damit, dass jemand, der mit 15 Jahren die Schule als Jahrgangsbester abgeschlossen hat, am Brotkaufen beim Bäcker scheitern kann oder Small Talk einfach nicht versteht und nicht entschlüsseln kann, obwohl er in Fachkreisen als hochbegabt gilt. Ich würde manchmal lieber tagelang hungern, als einkaufen zu gehen. Bevor ich Hilfen bekam, kam es nicht selten vor, dass ich mir dann in der Natur und auf landwirtschaftlichem Anbau Nahrung suchte. Das erschien mir einfacher.

Obwohl ich viele Begabungen und Talente habe, kommt mein Autismus oft dazwischen und schaltet mir den Strom aus, wenn ich mehr will oder mehr leisten muss, als mein System verkraftet. Overloads, Shutdowns, Zusammenbrüche und Handlungsunfähigkeit sind dann die Folgen. Was für andere Menschen mühelos erscheint, stellt für mich eine enorme Herausforderung dar. Dieses Phänomen wird als heterogenes Kompetenz- oder Leistungsprofil beschrieben. Während Gleichaltrige bereits ihr Studium abgeschlossen haben, sich beruflich gefunden haben oder gar in der Familienplanung stecken, kämpfe ich mit alltäglichen Dingen wie Einkaufen, ausreichender Ernährung, sensorischer Überlastung, Straßenverkehr, Kommunikation und einer Welt, die nicht sehen kann, wie es mir wirklich geht.

Es gibt also durchaus Momente, in denen ich mir meine Behinderung fortwünsche, aber diese Momente verfliegen immer schneller, je besser ich mich kennenlerne. Könnte ich mir aussuchen, ob ich weiterhin autistisch sein wollte oder nicht, würde ich mich heute häufiger dafür entscheiden, meine Behinderung zu behalten. Autismus bestimmt jede Nuance meines Erlebens und gibt meiner Wahrnehmung eine Richtung. Ich wüsste gar nicht, wer ich ohne meinen Autismus wäre. Meiner Wahrnehmung verdanke ich auch viele

Freuden, die im Alltag der neurotypischen Leute unterzugehen scheinen.

Früher erklärte ich meiner Familie meine scheinbar aus dem Nichts kommenden Lacher so, dass ich mir mal wieder einen Witz erzählt hätte, den ich noch nicht gekannt hätte. Es ist jedoch tatsächlich so, dass die kleinsten Details in den Dingen mich glücklich machen können. Ich stelle zum Beispiel gerne eine Situation nach und erwarte, dass die andere Person noch einmal genauso reagiert wie einst. In meinem Bestreben nach Sicherheit stelle ich beispielsweise oft wiederholt dieselbe Frage, selbst wenn mir die Antwort bereits bekannt ist – oder vielleicht gerade deshalb. Diese Hartnäckigkeit, bekannt als Perseveration, ist ein häufiges Phänomen im Kontext von Autismus. Es äußert sich durch das andauernde Festhalten an einem spezifischen Gedanken, Wort oder Verhalten. Wenn dies gelingt, freue ich mich. Ich liebe einfach Wiederholungen und Berechenbarkeit. Es fühlt sich für mich an wie ein Spiel. Ebenso empfinde ich Freude an meinen eigenen Tagträumen oder kann Glück empfinden beim leisen Surren kleiner bunter Windräder im Garten.

10. Wahrnehmung

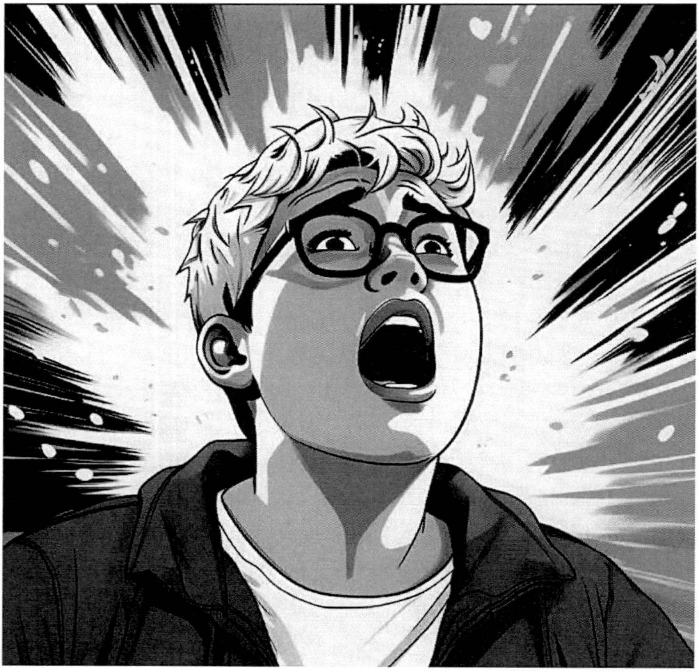

Wahrnehmung bezeichnet das Aufnehmen und das Empfinden von Sinnesreizen, die von jedem Menschen zu seinem subjektiven Abbild der Wirklichkeit verarbeitet werden. Es ist daher wirklich schwierig, meine eigene Perzeption für andere verständlich zu machen, denn ich kenne ja nur diese eine Weise wahrzunehmen. Wie schon erwähnt, beeinflusst mein Autismus mein gesamtes Erleben.

Die Welt nehme ich als einen hochgradig zersplitterten Ort wahr, und jede Kohärenz, die sie traditionellerweise haben mag, musste und muss ich erst durch einen langen und mühsamen Prozess des Zusammenfügens verschiedener sensorischer Elemente konstruieren.

Als Kind tat ich mich beispielsweise schwer damit, Wortbedeutungen zuzuordnen. So war Brokkoli für mich ein Baum.

Durch meine Entwicklungsstörung reagiere ich manchmal extrem und manchmal gar nicht. Meine Sinne scheinen sich nicht immer reibungslos zu koordinieren. Die Wahrnehmung auf verschiedenen Sinneskanälen muss miteinander harmonieren; andernfalls entstehen Irritationen. Es kann vorkommen, dass mir das Ticken einer Uhr an einem Tag zu viel und zu unangenehm ist, während ich an einem anderen Tag oder zu anderen Zeiten laute Musik genieße. Solch einen stets wahrgenommenen Grundlärm kann man sich vorstellen wie einen eingerissenen Fingernagel, an dem man unaufhörlich hängenbleibt.

Ich habe das Gefühl, dass neurotypische Menschen nicht immer begreifen, dass akustische Reizüberflutung nicht nur mit Lautstärke, sondern eher mit der Komplexität von Geräuschen im Zusammenhang mit ihrem Überraschungseffekt zu tun hat. Deshalb bevorzuge ich klassische Musik, da sie für mich in dieser Hinsicht angenehm ist. Oft spricht man also im Zusammenhang mit Autismus über eine höhere oder niedrigere Sensitivität auf Reize. Diese kann durchaus bestehen, doch manchmal glaube ich, dass ich lediglich anders auf die Reize reagiere. Ich glaube nicht, dass ich Frequenzen wahrnehme, die andere nicht wahrnehmen. Ich glaube, ich reagiere lediglich anders darauf, jedenfalls bei Lautstärke.

Oft werde ich gefragt, ob etwas zu laut sei. Eigentlich ist es mir nicht zwangsläufig zu laut. Ich bin nur total irritiert von den Geräuschen. Sensitivität und Irritation können sich jedoch gleich zeigen. Hört man zum Beispiel wirklich alles lauter, hält man sich vielleicht die Ohren zu. Ist man aber überrascht und irritiert von einem Geräusch, hält man sich vielleicht auch die Ohren zu. Weil ich so viele Vorhersagefehler mache, bin ich ständig überrascht von Reizen, die mich dann stressen. So kann ich mich in einem Gespräch unwohl fühlen, auf einem Konzert aber wohl, weil ich weiß, was auf mich zukommt. Was für Lärm und Lautstärke gilt, gilt auch für Druck und Berührung. Mein Gehirn reagiert nur anders auf die Reize als ein nicht autistisches Gehirn. Auch fällt es mir wohl schwerer, mich dann anzupassen oder mich daran zu gewöhnen. So kommt es auch, dass ich den ganzen Tag jeden Moment meine Kleidung wahrnehmen kann/muss. Die Vorhersehbarkeit und daraufhin die Anpassung, also das Ignorieren, ist anders. Man wird sich der Kleidung eigentlich nur bewusst, wenn sie nicht mehr mit der vorhergesagten Reizung übereinstimmt.

Eine Reizüberflutung passiert also dann, wenn wahrgenommene Reize nicht ausreichend vorhergesagt werden konnten und deswegen die Sinne zu sehr beansprucht werden, um die Stabilität der Wahrnehmung aufrechtzuerhalten.

Manchmal kommt es vor, dass ich mich sehr lange zurückziehe oder tagelang nur mit Kopfhörern auf den Ohren rausgehe. Wenn ich dann mit eigentlich normalem Lärm konfrontiert werde, ist es für mich überraschend schwer auszuhalten, weil mein inneres Modell sich an die Stille angepasst hat. Es hat die Stille gelernt und ist nun von der Fülle überrascht. Es hilft also nur kurzfristig, Kopfhörer oder Sonnenbrillen aufzusetzen. Es wäre viel besser, wenn es einfach zu keinen Vorhersagefehlern kommen würde. So entspanne ich mich bei Regengeräuschen oder sogenanntem weißem Rauschen, weil eine Zeit lang nichts passiert. Dann ist es in meinem Kopf ruhig. Es ist jedoch entscheidend, dass ich versuche, alle auf mich einströmenden Reize zu kontrollieren, da unvorhersehbare Ereignisse für mich immer problematisch bleiben werden.

Leider lässt sich die Welt um mich herum nicht von mir kontrollieren, weshalb ich von meiner Natur dazu angeleitet werde, mir Reize zuzuführen, die ich steuern kann. Ein extremes Beispiel dafür sind selbstverletzende Handlungen. In bestimmten Situationen können mir diese Handlungen als eine Art Bewältigungsmechanismus dienen. Darüber hinaus können selbstverletzende Verhaltensweisen auch Ablenkung bieten und das Gefühl vermitteln, Kontrolle über sich selbst und seine Umgebung zu haben. Mein selbstverletzendes Stimming geht oft gegen den Kopf, außerdem sind meine Lippen permanent verletzt und meistens blutig durch meine Autostimulation. Autisten versuchen so unterbewusst, sich selbst zu regulieren. Stimming ist für mich ein ständiger Begleiter. Ich finde mich oft in fortlaufenden Bewegungen oder im „Herumtigern" wieder. Diese Handlungen helfen mir, meinen Geist zu klären und mich zu beruhigen. Übrigens ist Stimming kein rein autistisches Phänomen. Jeder Mensch stimmt. Immer wenn der Mensch sich mit einer Not konfrontiert sieht, kommt es zu Stereotypien, die nicht immer auf körperlicher Ebene Ausdruck finden. Eigentlich sind Vorurteile ebenfalls Stereotypien, denn das Gehirn versucht so um die Stabilität der Wahrnehmung zu ringen, indem es ein Bild der Welt zu realisieren versucht, in dem man wirksam handeln kann. Je nachdem, wie sich mein Empfinden verändert, ändern sich meine Verhaltensweisen. Man kann die sinnlichen Beruhigungsmechanismen danach unterscheiden, ob sie eher ein Gefühl von Sicherheit, Begrenztheit und Stärke verleihen oder ob sie eher beruhigen und entspannen.

Seit meiner frühesten Erinnerung habe ich zur Entspannung immer wieder sanft meine Nase mit einem behaglichen Stofftier gestreichelt. Die Hautempfindung spielt dabei eine große Rolle. Wenn ich das Gefühl habe, dass ich mich selbst nicht richtig spüren kann, führt das zu einer Vielzahl von impulsiven Handlungen, die für Außenstehende sicherlich seltsam erscheinen müssen. Manchmal finde ich mich dabei, wie ich mit den Knöcheln der Finger meiner einen Hand gegen die der anderen klopfe, gegen etwas schlage oder trete. Ich ziehe an meiner Kleidung, als ob dies irgendetwas ändern könnte, und beobachte mich selbst dabei, was mich unglücklich macht, aber ich kann einfach nicht aufhören. Ich bin mir bewusst, dass mein Verhalten nicht als normal gilt. Eigentlich sollte ich in der Lage sein, es zu kontrollieren, aber irgendwie versagt mein Wille in solchen Momenten. Es ist eine zermürbende Erfahrung, so von Mitmenschen betrachtet zu werden.

Mir ist es nicht möglich, Beziehungsangebote in ausreichender Form anzunehmen. Theoretisch weiß ich, wie man Kontakt aufnehmen könnte. Ich habe viele Bücher gelesen, um dieses Wissen zu erlangen. Mein Körper findet aber dennoch irgendwie keine Ausdrucksmöglichkeit. Mein physischer Ausdruck vermag nur unvollkommen meine inneren Empfindungen und meine beabsichtigte Kommunikation zu repräsentieren. Jeder körperliche Ausdruck erfordert sorgfältige Planung, da ich bewusst überlegen muss, wie ich meine Absicht am besten vermitteln kann. Ich glaube, dass meine autistischen Verhaltensweisen versuchen, mir den Halt zu geben, den ich in Beziehungen nicht fühlen kann. Im Grunde sind meine Bedürfnisse aber die gleichen wie die eines jeden Menschen. In Maslows Bedürfnispyramide steht Sicherheit direkt unter Dingen wie Essen und Trinken als Grundbedürfnis. Das ist bei Menschen im Autismus-Spektrum nicht anders. Durch ihr Gehirn, das einfach anders funktioniert, finden sie im Alltag sehr viel seltener Sicherheit. Dies verdeutlicht vielleicht, wie wichtig es ist, richtig und wohlwollend mit Autisten umzugehen. Durch mein Verhalten versuche ich, diese Bedürfnisse zu befriedigen. Indem ich mich beispielsweise an eine Wand drücke, bemühe ich mich, mir selbst den Halt zu vermitteln, den ich gerade brauche. Man kann es sich eventuell wie eine sinnliche Hülle vorstellen, in die ich mich zu begeben versuche, weil mir da draußen alles so rätselhaft erscheint. Automatisch ziehe ich mich dadurch in mich selbst zurück. Das ist fast wie ein Panzer. Leider mache ich mich gleichzeitig auch unerreichbar. Dies beschreibt mein Dilemma. Ich beruhige mich mit meinen Verhaltensweisen zwar selbst, ziehe aber zugleich meine Aufmerksamkeit von der Umwelt ab, und es dringen nur wenige äußere Reize und Angebote durch, die eine wirkliche Entwicklung erst ermöglichen können. In einer Welt sensorischer Instabilität und unbegreiflicher sozialer Erwartungen ist Ordnung befriedigend. Gleichmäßigkeit, Wiederholung, Muster und Beständigkeit werden zu den existenziellen Weisen und zum verzweifelten Versuch, mir selbst Sicherheit und Struktur zu geben. Linien, geometrische Formen und Muster in Bildern sind meine Welt. Nach dieser Orientierung halte ich überall

Ausschau, vor allem dann, wenn ich in eine fremde Umgebung komme. Ich strebe danach, daraus Anhaltspunkte zu gewinnen, an denen ich zu erkennen versuche, wie ich mich verhalten soll. Doch natürlich werde ich mich immer von anderen unterscheiden, weil die meisten Menschen diese Informationen aus dem Zwischenmenschlichen beziehen können. Der authentische Ausdruck meiner Mitmenschen übt daher eine faszinierende Anziehungskraft auf mich aus. Es bereitet mir Freude, Menschen, die ich schätze, diskret aus der Distanz zu beobachten. Das gelingt aber nur dann, wenn sie zufällig meine Aufmerksamkeit auf sich ziehen.

Stimming zu unterbinden oder gar abzutrainieren, stelle ich mir traumatisch vor. Manchmal jedoch ist es nötig, damit ich mich nicht selbst verletze. Schon damals in meiner Kindheit donnerte ich den Kopf mit voller Wucht immer wieder auf den Boden. Ich erinnere mich an eine solche Situation in einem Schuhgeschäft. Meine Mutter hob mich hoch und setzte mich an einem gepolsterten Ort wieder ab. So sorgte sie dafür, dass ich mich wenigstens nicht schlimm verletzte. Von den Leuten, die sich in unserer Nähe befanden, erntete Mama böse Kommentare, doch im Nachhinein betrachtet finde ich, dass man nicht besser hätte reagieren können, da ich Umarmungsversuche ohnehin nicht toleriert hätte. In schlimmen Momenten greife ich allerdings noch heute zu solch einem drastischen Stimming zurück.

Als Angehöriger ist es entscheidend zu verstehen, dass dieses selbstverletzende Verhalten nicht etwas ist, das ich beziehungsweise die betroffene autistische Person bewusst tut. Es geschieht vielmehr als Reaktion auf ein zugrunde liegendes Problem. Solche Momente nennt man Meltdowns (impulsive Reaktionen wie beispielsweise Schreien, Weinen etc.). Diese folgen auf einen Overload (Überforderung beziehungsweise durch Überreizung empfundene Hilflosigkeit). Wenn man dann keine Ruhe bekommt, kann es passieren, dass man in einen sogenannten Shutdown (völliger Rückzug in sich selbst, Person artikuliert sich nicht mehr und reagiert nicht auf Ansprache) rutscht.

Solche Ausbrüche und auch Gewalt gegen sich oder andere verkörpern Situationen höchster Not. Hilflosigkeit, Feindseligkeit und Absonderung sind natürliche Antworten auf bedrückende oder versagende Situationen.

10.1 Overload

Wenn ich mich in einer Situation wiederfinde, in der zu viele Reize auf mich einprasseln, kann ich schnell überfordert sein und in einen sogenannten Overload geraten. Ein Overload fühlt sich für mich an, als ob mein Gehirn überhitzt ist und ich nicht mehr klar denken kann. Die Fülle an Daten, die auf mich einstürmen, empfinde ich wie eine erdrückende Last und kann aus ihnen keine nützlichen Informationen ziehen. Alles geschieht in rasendem Tempo, und meine Gedanken wirbeln wild im Kopf herum. Die Zentrifugalkraft scheint sie von innen gegen meinen Schädel zu drücken, bis es schmerzt. Es fällt mir schwer, mich auf irgendetwas zu konzentrieren, weil alles um mich herum so intensiv und überwältigend ist.

Während eines Overloads kann es sein, dass ich empfindlicher auf Geräusche, Licht, Gerüche oder Berührungen reagiere. Selbst Dinge, die normalerweise keine Reaktion auslösen, können mich plötzlich überfordern. Beispielsweise kann das Summen einer Neonröhre oder das Knistern von Plastikfolie für mich unerträglich werden. Mein Gehirn ist schwer beschäftigt, seine Vorhersagen durch Sinnesempfindungen zu überprüfen, doch alles weicht ab und jede Abweichung wird als wichtig wahrgenommen. Viel zu viel strömt dann auf mich ein und von allem und jedem geht eine Gefahr aus, da alles unberechenbar und unkontrollierbar scheint. In solchen Momenten ist es schwer für mich, meine Gedanken zu ordnen und zu kommunizieren, was ich gerade empfinde. Oft versuche ich, mich abzuschirmen, indem ich mich in eine ruhige Ecke zurückziehe oder Kopfhörer aufsetze, um die Sinnesreize auszublenden und abzuwehren.

10.2 Meltdown

Es kann vorkommen, dass ich in einen sogenannten Meltdown gerate. In diesem Zustand verliere ich die Kontrolle über meine Emotionen, als würde ich in einem immer schneller werdenden Fluss treiben, der mich mitreißt. Alles um mich herum wird zu viel, und ich fühle mich überwältigt. Ich schaukle, Tränen laufen über mein Gesicht, wer weiß wie lange. Ich kann einen dumpfen Schmerz auf meiner Haut spüren und ich weiß, dass ich blaue Flecken bekommen werde, wenn ich mich selbst schlage. Irgendwann – ganz langsam hebt sich die Wolke. Ein bisschen kontrollierter Wortschatz kommt zurück. Meine Worte sind sehr begrenzt, aber mehr als vor ein paar Minuten. Irgendwann hört der Meltdown auf und ich befinde mich wieder auf der normalen Existenzebene. Während eines Meltdowns ist es unmöglich für mich, meine Gedanken zu ordnen und zu kommunizieren. Manchmal schreie oder weine ich, schlage mit den Händen oder gegen Wände – ein Versuch, meine Überforderung herauszulassen und die Kontrolle zurückzubekommen. In diesem Moment fühle ich mich hilflos und allein.

Beruhigung und Rückgewinnung der Kontrolle über meine Emotionen erfordern Zeit und Raum. Im Nachhinein bin ich erschöpft und ausgelaugt. Ein Meltdown ist kräftezehrend, und die Erholung kann einige Zeit dauern. Manchmal fühlt es sich an, als gäbe es eine Eskalationsstufe nach dem Stadium des Meltdowns. Emotionen verschwinden dann, was als Dissoziation bezeichnet wird. Begrenzte Gedächtnisausfälle, sogenannte Filmrisse, können ebenfalls auftreten.

10.3 Shutdown

Wenn ich in eine überfordernde Situation gerate, kann es passieren, dass ich mich von der Umwelt zurückziehe und in einen Zustand des „Abschaltens“ gerate. Es fühlt sich für mich so an, als ob ich in einem Tunnel stecken würde, umgeben von einer weißen, schweren Stille. Ich bin nicht mehr in der Lage, auf meine Umwelt zu reagieren, und fühle mich, als ob ich völlig von ihr getrennt wäre. Ich weiß nicht, wie lange ich in diesem Zustand verharre, es fühlt sich aber an wie eine Ewigkeit. Ich brauche Ruhe und Zeit, um mich zu erholen. Erst nach einiger Zeit kann ich mich wieder bewegen und sprechen, und ich brauche noch mehr Zeit, um mich von diesem Erlebnis zu erholen. Ein Shutdown ist für mich eine sehr unangenehme Erfahrung.

10.4 Helfen

Ich bin überzeugt davon, dass auch andere Menschen im Autismus-Spektrum ähnliche Empfindungen in den genannten Situationen haben. Wie kann also eine nahestehende Person in solchen Momenten unterstützen?

- Ruhe bewahren!
- Den Autisten oder die Autistin in eine ruhige Umgebung bringen oder versuchen, ihn/sie abzuschirmen.
- Die Bedürfnisse der Autisten respektieren und ihnen Zeit und Raum geben.
- Nicht auf die autistische Person einreden, keine offenen Fragen stellen und Entscheidungsmöglichkeiten auf ein absolutes Minimum reduzieren (Entscheidungen zu treffen ist in solchen Momenten noch schwerer als sonst).
- Da sein und dableiben, falls erwünscht. (Es stellt sich irgendwann im Zusammenleben heraus, was benötigt wird.)
- Eine erfrischende Kühle kann oft beruhigend wirken. Das Lutschen von Eiswürfeln oder das sanfte Pressen der Wange an eine kalte Fensterscheibe sind Möglichkeiten, die eine kühlende Wirkung entfalten können. Es ist bemerkenswert, wie intuitiv Autisten oft die Reize suchen, die sie benötigen. Doch in solchen Notsituationen brauchen sie Hilfe. Kalte Getränke oder ein Beutel gefrorener Erbsen können sich als äußerst hilfreich erweisen.

10.5 Stimming

Stimming ist ein Begriff, der sich auf repetitive Verhaltensweisen oder Bewegungen bezieht, die oft bei Menschen mit Autismus auftreten. Diese Handlungen können verschiedene Formen annehmen wie z. B. Flattern mit den Händen, Schaukeln des Körpers oder Wippen. Stimming kann dazu dienen, sensorische Bedürfnisse zu erfüllen, Stress abzubauen oder Selbstregulation zu fördern.

Stimming Fun-Fact: Während des stereotypen Verhaltens werden vermutlich neuroaktive Substanzen im Gehirn freigesetzt, insbesondere Serotonin, die eine beruhigende Wirkung auf das Individuum haben. Diese Substanzen tragen dazu bei, dass sich das Verhalten angenehm anfühlt. In gewisser Weise agieren sie ähnlich wie Opioide und Dopamin, indem sie dazu beitragen, die Empfindungen der Welt etwas zu mildern.

11. Nähe und Distanz

Im Fokus dieses Kapitels stehen die einzigartigen Dynamiken von Nähe und Distanz im Leben von Menschen mit Autismus. Ich werde die spezifischen sensorischen Empfindlichkeiten, die Auswirkungen sozialer Interaktionen und die individuellen Bedürfnisse in Bezug auf räumliche Grenzen erläutern und darstellen. Darüber hinaus wird beleuchtet, wie autistische Menschen ihre persönlichen Beziehungen gestalten und aufrechterhalten, während sie gleichzeitig mit den Herausforderungen umgehen, die Nähe und Distanz in ihrem täglichen Leben prägen.

Ich empfinde Berührungen von anderen Menschen als unangenehm und manchmal sogar als schmerzhaft. Wenn jemand mich umarmt oder mir auf die Schulter klopft, kann ich das Gefühl haben, als würde mein Körper von einem elektrisierenden Blitz durchzogen werden. Es ist schwer zu beschreiben, wie es sich anfühlt, aber es ist fast so, als ob die Berührung viel intensiver wäre. Es ist, als ob jeder Nerv in meinem Körper plötzlich auf höchster Alarmstufe wäre und mein Gehirn mit einer Überschwemmung von Informationen bombardiert würde. Es kann dazu führen, dass eine gewisse Unruhe oder sogar Ängstlichkeit in mir aufsteigt. Wie es im Spektrum des Autismus üblich ist, existiert auch eine gegensätzliche Ausprägung, bei der einige Autisten dazu neigen, sich geradezu an Menschen festzuhalten oder festzuklammern.

Es gibt da eine Ambivalenz, die mit meinem Leben als autistischer Mensch einhergeht. Manchmal fühlt es sich an, als ob ich in einem ständigen Kampf gefangen wäre, gefangen zwischen dem Verlangen nach Verbindung und der Unfähigkeit, sie zu erreichen. Ich sehne mich nach Nähe, nach menschlicher Berührung, aber jedes Mal, wenn es passiert, ist es, als ob mein Körper sich dagegen wehre, als ob jede Berührung Schmerzen verursache, physisch und emotional. Es mag einige verwirren, hier von meinem Wunsch nach Berührung zu lesen, wenn ich doch so oft betone, dass ich Berührung nicht ausstehen kann, dass sie mir sogar Schmerzen bereiten kann. Das ist sehr schwer zu erklären, weil ich doch im Allgemeinen eher wenige Schmerzen empfinde. Wie soll das, was ich nicht einmal selbst ganz begreife, ein Außenstehender verstehen? Diese Auswirkungen sind sogar nur die Spitze des Eisbergs, das, was man von außen wahrnehmen kann, das, was am leichtesten zu kommunizieren ist. Doch unter der Wasseroberfläche würde ich gerne berührt werden wollen und würde gerne jemanden auf diese Weise berühren. Jedoch müsste es in meinem Tempo und auf meine Weise geschehen. Ich muss die Möglichkeit der Kontrolle haben, weil es erst dann vorhersehbar wird und für mich Sinn ergibt. Nur das, was von mir ausgeht, ist nicht so undurchsichtig und verschachtelt. So schließe ich automatisch alle meine Mitmenschen aus. So kommt keine Gegenseitigkeit, also keine Beziehung und somit auch keine Intimität zustande, obwohl mein Wunsch danach groß ist. Ich fühle mich an diesem Ort oft gefangen zwischen dem Verlangen nach Nähe und dem Bedürfnis nach Distanz, zwischen dem Wunsch zu verstehen und der Angst vor dem Unbekannten.

Für alle Autisten ist es also von Bedeutung, Kontrolle über Berührungen zu haben und sie selbst zu initiieren. Zum Beispiel kann ich es leicht genießen, wenn ich meine Katze streichle oder eine bestimmte Textur berühre, die ich als angenehm empfinde. Aber wenn es um Berührungen von anderen Menschen geht, fühle ich mich oft überfordert und unwohl, auch weil ich aus dem Verhalten des Gegenübers nicht ableiten kann, warum nun eine Berührung erfolgt. Ich erschrecke mich jedes einzelne Mal. Vielleicht sollte mir die Berührung etwas mitteilen, aber das kann ich nicht verstehen. Wenn ein Anfassen durch eine andere Person dennoch erfolgt ist, muss ich kräftig auf die berührte Stelle schlagen, damit ich das Gefühl auf der Haut loswerden kann. Da das Schlagen sehr auffällig ist, reagiere ich darauf in der Öffentlichkeit eher mit intensivem „Aufderstellereiben“. Ich überwische das Gefühl. Ich hoffe manchmal so sehr, dass die Fähigkeit zur Nähe irgendwo tief in mir verborgen liegt, doch die unerbittliche Angst davor verwandelt Nähe stets in einen höhnischen, unerreichbaren Traum, der mich verzweifeln lässt.

Häufig berühre ich Menschen nur aufgrund ihrer Bedürfnisse, sei es bei Umarmungen zum Geburtstag oder zu Weihnachten. Den eigentlichen Sinn hinter solchen Gesten zu verstehen, fällt mir schwer, weil ich es nicht fühlen kann. Es wäre für mich bedeutsamer, wenn man offen ausspricht, dass man seine Mitmenschen schätzt – schließlich sollte eine Umarmung genau das vermitteln, oder nicht? Die häufige Redewendung „Taten zählen mehr als Worte" mag in vielen Fällen zutreffen, aber ich zweifle daran, dass dies auch auf autistische Personen im Kontext von zwischenmenschlicher Nähe und Ausdruck zutrifft.

Wie bereits erwähnt, fällt es mir schwer, soziale Signale zu erkennen und angemessen darauf zu reagieren. Dies hat zur Folge, dass ich oft nicht bemerke, wenn sich jemand mir gegenüber unangemessen verhält. Bis in meine Zwanziger dachte ich, die Art und Weise, wie man mich in meiner Schulzeit behandelte, sei in Ordnung gewesen. Selbst die Misshandlungen in meinen ersten Liebesbeziehungen empfand ich nicht als unrechtmäßig. Aufgrund meiner Schwierigkeiten beim Aufbau von Freundschaften und Beziehungen geriet ich immer wieder in solche problematischen Situationen. Dies führte dazu, dass ich mich isoliert und allein fühlte, in einem Ort der Ablehnung und Ausgrenzung. Ich war diejenige, die stets aus der Ferne zuschaute, weil ich das Gefühl hatte, nicht dazuzugehören.

Auf der Suche nach Verbindung wandte ich mich an Menschen, die sich als Freunde oder Vertrauenspersonen ausgaben, in Wirklichkeit jedoch ausnutzende Absichten hatten.

Glaubt mir, in schlechter Gesellschaft zu sein, ist nicht besser, als allein zu sein. Gerade Menschen mit Beeinträchtigungen sind gefährdet, Opfer von Übergriffen zu werden, deren Bedeutung sie möglicherweise nicht einschätzen können und gegen die sie sich nicht zu verteidigen gelernt haben.

Als ich 14 Jahre alt war, ereignete es sich, dass ich mich in einer sehr traumatischen Situation befand. Man berührte mich auf eine sexuelle Weise, hielt mich davon ab zu fliehen, bis ich einfach erstarrte und es über mich ergehen ließ. Ich hätte die Worte „Bitte nicht!", „Nicht bitte" oder schlicht „Nein" wählen können. Vielleicht hätte eine dieser Wortkombinationen wie ein Schlüssel gewirkt, der das Unheilvolle beenden konnte. Stattdessen fing ich an, im Geiste meinen Körper zu verlassen, ich fing an, die Luft und die Stille zu bewohnen. Mein Leben lang hatte ich Probleme, emotionale Erfahrungen und Bedürfnisse angemessen auszudrücken und mich anderen mitzuteilen. In besagter Situation sprach ich nicht, ich konnte es nicht mehr. Es war zu überwältigend und zu schrecklich. Alles, was mir heute aus der Situation geblieben ist, sind Bruchstücke an Erinnerungen und ein kleines, schmutziges Dachfenster vor meinem inneren Auge. Es war mein erstes Mal. Hatte ich ihm versehentlich übermittelt, dass ich es wollte, in eurer Sprache, die ich nicht besonders gut beherrsche? Eigentlich hatte ich mich doch nur zum Spielen getroffen, so wie es unter Kindern üblich war ... und nun plagt mich der Zweifel, ob wirklich alles so ablief, wie es in meinen Erinnerungen festgehalten ist.

Ungefähr sieben Jahre später lernte ich durch meinen Klinikaufenthalt, dass es nicht meine Schuld gewesen war. Berührungen wurden von mir seit dem Ereignis noch eher als Gefahr eingestuft. Ich bin der festen Überzeugung, dass autistische Personen zu Traumatisierungen neigen, aus den eben kurz angeschnittenen Problemen und dadurch, dass vieles aus autistischer Sicht als schrecklich wahrgenommen wird, Dinge und Situationen, die Nicht-Autisten niemals so erfassen würden. In traumatischen Situationen haben Menschen gemäß einem weitverbreiteten Konzept die Möglichkeit, auf vier unterschiedliche Arten zu reagieren. In stressigen Situationen spüre ich manchmal eine intensive „Fight or Flight"-Reaktion, bei der ich mich überwältigt fühle und entweder den Impuls habe zu kämpfen oder mich zurückzuziehen. Es gibt jedoch auch Momente, in denen ich mich wie „eingefroren" fühle, unfähig zu handeln oder zu sprechen – dies entspricht der „Freeze"-Reaktion. Darüber hinaus versuche ich zuweilen, mich anzupassen und anderen zu gefallen, selbst wenn es mir schadet. Dieses Verhalten entspricht der „Fawn"-Reaktion. Für mich ist es wichtig zu verstehen, dass diese Reaktionen Teil meiner Art sind, mit Stress und Traumata umzugehen, und dass es in Ordnung ist, Unterstützung und Verständnis von anderen zu suchen, um das zu bewältigen.

Manchmal kommt es aber auch vor, dass ich mich unpassend verhalte. Doch dieses Verhalten entspringt nicht böswilliger Absicht; vielmehr gibt es Momente, in denen ich es einfach nicht besser weiß. Beim Werkeln beispielsweise, wenn man darauf achten sollte, seine Kleidung nicht zu verschmutzen, scheint die naheliegende Lösung, sie auszuziehen. So handelte ich zumindest. Doch dabei übersah ich vollständig, dass ich mich in einer öffentlichen Einrichtung befand und nicht allein war. Ich vernachlässigte auch die Tatsache, dass das Entblößen mich angreifbar macht und auch die Gefahr von Verletzungen im Umgang mit Werkzeugen erhöht. Autisten haben jedoch Schwierigkeiten, soziale Normen zu erkennen und einzuhalten und private Angelegenheiten von öffentlichen zu unterscheiden.

In der Welt der zwischenmenschlichen Verbindungen erweist sich Freundschaft für Autisten ebenfalls als eine komplexe Angelegenheit. Das Knüpfen und Pflegen von Beziehungen gestaltet sich aufgrund der besonderen Eigenschaften des Autismus mit zusätzlichen Herausforderungen. Der Autismus manifestiert sich häufig durch Schwierigkeiten im sozialen Verständnis und der nonverbalen Kommunikation. Das Lesen von sozialen Signalen, die für viele selbstverständlich erscheinen, ist eine Hürde. Trotzdem sehnt sich jeder Mensch nach Verbindung, auch Autisten. Die Schwierigkeiten, subtile soziale Nuancen zu verstehen, können jedoch zu Missverständnissen führen.

Der Aufbau von Freundschaften erfordert Zeit, Geduld und Verständnis – nicht nur von den Autisten selbst, sondern auch von ihren Mitmenschen. Doch inmitten dieser Schwierigkeiten blüht eine einzigartige Form der Freundschaft auf, getragen von Aufrichtigkeit. Autisten haben oft spezielle Interessen oder Hobbys, in denen sie aufgehen. Ein tieferer Zugang zu diesen Leidenschaften ermöglicht es, eine echte Verbindung zu ihnen herzustellen.

Der Unterschied zwischen neurotypischer und autistischer Liebe liegt oft in der Art der Ausdrucksweise. Autisten können ihre Zuneigung auf unkonventionelle Weisen zeigen, die von der Norm abweichen. Doch diese einzigartige Ausdrucksform birgt eine tiefe, ehrliche Liebe, die fernab von gesellschaftlichen Erwartungen existiert.

In der Welt der autistischen Beziehungen zählt vor allem Authentizität. Autisten schätzen Ehrlichkeit und Direktheit.

Diese Herausforderungen schmälern nicht den Wert von Freundschaft und Liebe. Autisten sind unglaublich treue Freunde und Partner.

12. Gedächtnis

Das Kapitel über das Gedächtnis bei Autismus eröffnet uns einen Einblick in die faszinierende Welt der kognitiven Prozesse autistischer Menschen. In diesem Zusammenhang lohnt es sich, einen genaueren Blick auf die Unterschiede zwischen einem autistischen und einem neurotypischen Gehirn zu werfen. Das Gehirn ist so spannend, weil eine materielle Substanz immaterielles Denken und Fühlen erzeugt.

Autisten erfahren das Gedächtnis auf eine Art und Weise, die sich in verschiedenen Facetten von der herkömmlichen Wahrnehmung unterscheidet. Eine herausragende Beobachtung betrifft die Präferenzen im Gedächtnisbereich. Autistische Individuen zeigen häufig eine bemerkenswerte Stärke im Faktengedächtnis, was bedeutet, dass sie dazu neigen, Informationen und Daten präzise zu behalten und abzurufen. Im Gegensatz dazu könnten das episodische und das prozedurale Gedächtnis bei Autisten weniger ausgeprägt sein.

Das episodische Gedächtnis ist ein Teil des deklarativen Gedächtnisses und bezieht sich auf die Fähigkeit, persönliche Erlebnisse, Ereignisse und Erfahrungen mit zeitlichem Bezug zu speichern. Es ermöglicht uns, uns an bestimmte Ereignisse und die damit verbundenen Details zu erinnern, etwa an den Ort, die Personen, die Emotionen und den zeitlichen Ablauf. Ich führe aus diesem Grund ein Tagebuch, um Dinge und Situationen festzuhalten.

Das prozedurale Gedächtnis hingegen ist ein Bestandteil des nicht-deklarativen Gedächtnisses und bezieht sich auf die Fähigkeit, motorische Fertigkeiten, Gewohnheiten und Handlungsabläufe zu speichern, ohne dabei bewusst an die Details oder den zeitlichen Ablauf zu denken. Es ist eher implizit und automatisch. Aufgrund meiner Schwäche in diesem Bereich brauche ich für nahezu alle Abläufe einen Plan in bebilderter oder schriftlicher Form.

Bei Menschen mit Autismus können Unterschiede in der Stärke und Integration dieser Gedächtnissysteme zu Herausforderungen in Bezug auf das Verarbeiten von persönlichen Erlebnissen und das Automatisieren von bestimmten Fertigkeiten führen.

Diese Unterschiede können sich auf verschiedene Bereiche auswirken, von der Verarbeitung zeitlicher Abläufe bis hin zu sozialen Interaktionen. In diesem Kapitel werden wir tiefer in die Besonderheiten des Gedächtnisses bei Autismus eintauchen und verstehen, wie diese Unterschiede die Wahrnehmung und Informationsverarbeitung autistischer Menschen beeinflussen können.

Im Zusammensein mit neurotypischen Menschen wird mir also oft bewusst, dass ihr Gedächtnis scheinbar anders funktioniert. Dies lässt sich vielleicht am besten mit einem Lichtstrahl vergleichen, der, abhängig vom Medium, durch das er sich bewegt, unterschiedliche Eigenschaften annimmt. Wenn er durch eine Luftschicht verläuft, bewegt er sich geradlinig und mit konstanter Geschwindigkeit voran – ein Analogon zu der Wahrnehmung und der Erinnerung von Nicht-Autisten.

Meine Vorstellung von Erinnerungen gestaltet sich auf eine etwas andere Weise. Es ist, als befände ich mich in einem Kreis aus Erinnerungen, dessen Mitte ich einnehme. Dies wird nicht nur durch meine Vorliebe für den Vergleich mit Kreisen bekräftigt. Die These wird durch meine Fähigkeit gestützt, visuelle Informationen äußerst präzise und detailliert aufzunehmen sowie über längere Zeiträume abzurufen. Gesehenes gerät selten in Vergessenheit. Diese Fähigkeit kann äußerst nützlich sein, kann jedoch angesichts der Vielzahl an wahrgenommenen Eindrücken auch hinderlich werden und zu Überforderung führen.

Jede einzelne meiner Erinnerungen ist mir so präsent, dass sie jederzeit die damit verbundenen Emotionen in mir auslösen kann – als ob ich mich erneut in der Situation befände, die sie einst hervorgerufen hat. Es ist gewissermaßen ein immerwährendes neu erlebtes Gestern, bei dem alle erinnerten Bilder auf mich einströmen. Wenn ich zum Beispiel an Schuhe denke, tauchen alle Bilder von Schuhen auf, die ich je gesehen habe, und das sind aufgrund meiner „Schuhtaktik" beim Erkennen von Menschen ziemlich viele.

Manchmal fühlt es sich auch an, als ob die Welt um mich herum schneller liefe als ich, als ob ich in Zeitlupe lebte und alles um mich herum in Echtzeit passiert. Die verzögerte Wahrnehmungsverarbeitung bei Autismus kann dazu führen, dass sensorische Eindrücke anders und zeitversetzt verarbeitet werden. Es kann also sein, dass man auf eine Antwort eines Autisten länger warten muss. Diese Verzögerung kann sehr frustrierend sein, besonders wenn ich versuche, in einer Gruppe von Menschen zu interagieren oder etwas zu tun, das schnelle Reaktionen erfordert. Es ist schwierig, Gesprächen zu folgen, schnell auf Fragen zu antworten oder auf unerwartete Ereignisse zu reagieren.

Ein einschneidendes Ereignis, das mir in dieser Hinsicht im Gedächtnis geblieben ist, war der Tag, an dem meine Mutter die Treppe hinuntergestürzt ist. Als ich den lauten Knall hörte und das Schreien meiner Mutter vernahm, war ich überwältigt. Ich spürte, wie mein Herz schneller schlug und meine Hände zitterten. In diesem Moment war ich nicht in der Lage, meine Gedanken zu sammeln und schnell zu handeln, um meiner Mutter zu helfen. Stattdessen zog ich mich zurück und versteckte mich in meinem Zimmer. Ich fühlte mich überfordert und hilflos und wusste nicht, wie ich der Situation angemessen begegnen sollte. Ich war nicht in der Lage, die richtigen Entscheidungen zu treffen, und ich hatte Angst, etwas falsch zu machen. Indem ich mich versteckte, erschien die Situation für mich weniger real. Dieses Phänomen, das bei vielen Autisten auftritt, steht in Verbindung mit der Schwierigkeit, die Kontinuität von Menschen und Objekten zu erfassen, wenn sie nicht aktiv wahrgenommen werden. Autisten können Schwierigkeiten haben, sich vorzustellen, dass etwas oder jemand existiert, wenn sie es nicht direkt sehen oder hören. Dieses Problem wird auf die „Theory of Mind" zurückgeführt, was ich an anderer Stelle noch genauer erklären werde. In jedem Fall geht es mir so. Diese Herausforderung in der Wahrnehmung von Abwesenheit kann zu einem Rückzug in die eigene Welt führen, um die Überforderung zu reduzieren. Auf meine eigene Art versuchte ich, das Problem meiner Mutter zu lösen. Leider funktionierte dies nur in meiner Vorstellung, nicht jedoch in der Realität. Glücklicherweise eilte mein Bruder sofort aus der hintersten Ecke unseres Hauses zu Hilfe, während ich mich nur wenige Meter von Mama entfernt versteckt hielt.

Dieses Ereignis liegt nun schon einige Jahre zurück, und dennoch ist es so präsent – genauso gegenwärtig wie das Frühstück heute Morgen oder die Einschulung, die eigentlich noch weiter zurückliegt. Alles existiert auf dem gleichen Erinnerungskreis und ist gleichermaßen nah bei mir. Jede Erinnerung bleibt stets aktuell, und es gibt keine Hierarchie in der Bedeutung der Ereignisse. Es ist nämlich so, dass mit jeder Situation meine inneren Modelle von der Welt angepasst werden. Ständig suche ich nach Bekanntem, um eine Ahnung zu erhalten, wie ich reagieren muss und was gerade eigentlich passiert. Gemeinsamkeiten in den Situationen kann ich nicht entdecken und so muss alles immer präsent sein, um mich optimal vorzubereiten und zu schützen, so denkt mein Gehirn. Die Zeit vermag meine Wunden nicht zu heilen, trotz der gängigen Redewendung. In meinem Gedächtnis spielt Zeit jedoch überhaupt keine Rolle. Die möglichen Schwierigkeiten autistischer Menschen im Umgang mit zeitlichen Abläufen könnten also womöglich mit bestimmten Aspekten ihres Gedächtnisses in Zusammenhang stehen.

Meistens gestaltet es sich also als herausfordernd, zeitliche Abläufe zu begreifen, denn ich scheine kein Zeitgefühl zu besitzen. Wenn ich beispielsweise eine Aufgabe angehe, ist es mühsam, die einzelnen Schritte in der richtigen Reihenfolge durchzuführen. Oder ich finde Schwierigkeiten darin, den benötigten Zeitaufwand für eine bestimmte Aufgabe korrekt einzuschätzen. Wenn ich meine Ziele erreichen möchte, sind klare (visuelle) Anleitungen von großer Bedeutung, gegebenenfalls eignen sich auch sogenannte „Social Storys“.

Meine Erinnerungen sind äußerst detailliert und zeitlich isoliert. Durch die Schwäche meines episodischen und prozeduralen Gedächtnisses fällt es mir schwer, einen Überblick über Zusammenhänge und Handlungsmöglichkeiten zu behalten. Nur ein gemeinsames Schlüsselwort oder Bild kann darauf hinweisen, dass Dinge miteinander verbunden sind. In diesen Momenten erlebe ich einen Aha-Moment, in dem mir bewusst wird, dass Ereignisse miteinander in Verbindung stehen oder aufeinander einwirken. Es ist, als ob ich in einer Eigenzeit lebte.

Für zusätzliche Einblicke in das Thema „Zusammenhänge herstellen" verweise ich gerne auf das entsprechende Kapitel.

Nun, eine Lichtstrahlerinnerung beinhaltet alle Farben des Lichts, logisch. Menschen im Autismus-Spektrum sehen alles entweder schwarz oder weiß, was aber nicht bedeuten soll, dass Autisten farbenblind sind. Schwarz-Weiß-Denken oder auch dichotomes Denken ist ein häufig beobachtetes Merkmal bei Menschen mit Autismus. Dies bedeutet, dass sie dazu neigen, Dinge strikt in Kategorien von „gut" oder „schlecht", „richtig" oder „falsch", „schwarz" oder „weiß" zu unterteilen. Autistische Menschen neigen des Weiteren dazu, sich selten auf das zu konzentrieren, was im Moment geschieht. Stattdessen verlieren sie sich tendenziell in grundsätzlichen Überlegungen, nehmen intuitiv das Schlimmste an und verwenden häufig die Worte „immer" und „nie". Diese Denkmuster können vorerst helfen, die Welt zu verstehen und eine gewisse Struktur und Vorhersehbarkeit zu schaffen, aber sie führen auch zu Schwierigkeiten, wenn es um komplexe soziale Situationen geht. Mir fällt es dadurch etwa nicht leicht, mich auf Kompromisse einzulassen oder meine Sachen mit anderen zu teilen. Wahrscheinlich treffe ich wegen dieser Art zu denken nicht gerne Entscheidungen und brauche Unterstützung bei der Lösung von Problemen. Die Fixierung auf Regeln und mein Streben nach Perfektion gründen vermutlich ebenfalls in diesem Kern. Es ist möglich, dass die Ehrlichkeit von Menschen im Autismus-Spektrum in gewisser Weise darin wurzelt, dass Lügen für sie schlichtweg als „falsch" zu kategorisieren sind. Immer wieder stelle ich mir auch die Frage nach der Schuld: „Bin ich schuld?" Auch hierbei handelt es sich um den Versuch einer Kategorisierung, ob mein Handeln in die richtige oder falsche Richtung tendierte. Die menschliche Gefühlslage lässt sich für mich lediglich in „zufrieden" und „nicht zufrieden" einteilen. Genau in diesen Bereichen, in denen menschliches Verhalten und Gefühle eine Rolle spielen, stoße ich an die Grenzen meines Verständnisses. Denn dies ist zu vielschichtig, um es in solch klare Bahnen zu lenken. Wie unkompliziert wäre die Welt, hätte sie nur eine einzige Wahrheit zu bieten und keine Grauzonen ...

13. Alltagsbewältigung

Menschen im Autismus-Spektrum scheren aus, sie sind einzigartig, wobei ich unter Letzterem die Authentizität verstehe. Zwischen dem Drang zur Konformität und der Anarchie erstreckt sich der persönliche Weg, der, im Falle einer autistischen Behinderung, überreizungsfreie Zonen bereithalten muss. Mein Leben ist daher durchzogen von stabilen Strukturen und etablierten Routinen.

Für mich repräsentiert die Art und Weise, wie etwas beim ersten Mal ablief, den einzig wahren und korrekten Weg. Das wäre ja auch kein Problem, wenn nicht alles so veränderlich wäre und eine gewisse Anpassungsfähigkeit erfordern würde. Ein Beispiel für meine fehlende Anpassungsfähigkeit ereignete sich, als die Straßenbahn ausfiel. Es war bereits dunkel, und mein Ziel war es, nach Hause zu kommen. Da ich gut zu Fuß bin und meine Beine mich tragen können, entschied ich mich kurzerhand, die 5 Kilometer nach Hause zu laufen. Da ich die Umgebung bisher immer nur aus dem Fenster der Straßenbahn wahrgenommen hatte, erschien es mir logisch, auf den Straßenbahnschienen zu gehen – und das über die gesamten 5 Kilometer im Dunkeln, natürlich mit klangisolierenden Kopfhörern auf den Ohren. So konnte ich sicherstellen, dass ich auf dem richtigen Weg blieb. Schließlich kannte ich diese Perspektive bereits. Wie gefährlich das war, erfuhr ich durch die schockierte Reaktion meiner Betreuerin, als ich ihr beiläufig erzählte, weshalb ich so spät nach Hause kam. Diese ausgeprägte Neigung zum Vertrauten erschwert mir das Erlernen von Neuem, das Annehmen neuer Dinge und die Anpassung an spontane Situationen. Routinen spielen in meinem Leben eine bedeutende Rolle, da sie mir helfen, mich auf bevorstehende Ereignisse und Aufgaben vorzubereiten. Ich habe mittlerweile eine beträchtliche Sammlung von Notfallplänen für allerlei spontane Situationen. Es ist nämlich leider nicht so, dass ich aus der Situation direkt lerne. Es braucht mehrere Durchläufe, bis ich auf die Idee komme, sie anders anzugehen. Beständiges Üben und Planen sind da unerlässlich.

Für jeden Wochentag plane ich ein bestimmtes Mittagessen, für jeden Tag das gleiche Frühstück. Die Menge der Flüssigkeiten, die ich täglich zu mir nehmen sollte, ist ebenso eingeplant wie die damit einhergehenden Toilettengänge. Sogar die Kleidungsstücke, die ich an jedem Tag tragen werde, sind sorgfältig abgewogen. Ebenso finden alle Spaziergänge und notwendigen Erledigungen, wie etwa das Duschen, ihren Platz in dieser detaillierten Planung.

Man könnte denken, dass ich mein Leben im Griff habe, aber es bleibt harte Arbeit, denn auch die exekutiven Funktionen gehören zu den Herausforderungen des Autismus. Dazu zählen das Planen und Koordinieren von Handlungen, die Steuerung der Aufmerksamkeit, das Setzen von Prioritäten und die Impulskontrolle. Schwächen in diesem Bereich führen oft dazu, dass wichtige Aufgaben unbeachtet bleiben. In einem konkreten Beispiel benötigte ich eine neue Symbolkarte für einen Schlüssel. Obwohl ich das Endprodukt vor Augen hatte, konnte ich nicht klar die Schritte überblicken, die zum Ziel führen würden. In meinem Kopf tauchten Bilder von einem Laminiergerät, einem Computer und einem Drucker auf, aber ich konnte sie nicht zusammenführen und wusste nicht, wie ich vorgehen sollte. Dies verdeutlicht die Schwierigkeiten, die Menschen mit Autismus mit ihren exekutiven Funktionen haben können.

Ein hilfreicher Rat ist, den Tagesablauf präzise zu strukturieren: Was mache ich wann? Die Entwicklung von Alltagsroutinen ist ratsam, da für einen autistischen Menschen alle anfallenden Aufgaben gleich wichtig erscheinen können, was zu Stress führt und nicht funktional ist, da man sich nicht aufteilen kann. Ich habe gelernt, wie wichtig es ist, meine Zeit sorgfältig zu planen und Aufgaben in kleine, überschaubare Schritte zu unterteilen, um sie besser bewältigen und meine Energie effektiv verwalten zu können, ohne mich zu überfordern. In meinem Kopf entstand das Bild einer Murmelbahn, die an einem Abhang endet, in dem 16 blaue Glaskugeln zerschellen würden. Diese Glaskugeln symbolisieren meine Energie an einem durchschnittlichen Tag. Idealerweise beginne ich den Tag mit 16 Energiekugeln. Dieses Bild hilft mir und meinem Unterstützungssystem, eine Antwort auf die Frage „Wie geht es dir?" zu finden.

Manchmal jedoch ist meine Interozeption so schwach, dass mir lediglich das Vergleichen von Vergangenem mit dem Jetzigen bleibt. Dann entstehen Aussagen wie beispielsweise „Mir geht es besser als zu Klinikzeiten.". Es ist ein lebenslanger Prozess, seine Energiereserven immer wieder aufzufüllen, und es gibt Zeiten, in denen das leider nicht mehr gelingt.

In besonders schwierigen Lebensphasen benötige ich dann noch mehr Struktur als üblich. Bei Dingen, die ich in der Regel allein konnte, brauche ich plötzlich mehr Unterstützung. Für mich ist es gerade an diesem Punkt wichtig, mich selbst gut zu kennen und meine Grenzen zu akzeptieren und spüren zu lernen. Damit habe ich immer noch arge Probleme. Alltagsbewältigung mit Autismus erfordert viel Selbstbeobachtung und Selbstreflexion, was sehr schwierig ist, weil ich mich selbst nicht besonders gut wahrnehmen kann.

Für viele Menschen im autistischen Spektrum gestaltet es sich als Herausforderung, körpereigene Signale präzise zu interpretieren. Der Körper ist für mich nur ein lästiges, aber notwendiges Vehikel zum Herumtragen meines Gehirns. Es kann also passieren, dass ich mich anders fühle als gewöhnlich. Ich brauche etliche Anläufe, um herauszufinden, was mit mir los sein könnte. Fragen wirbeln in meinem Kopf umher: Habe ich genug gegessen? Habe ich etwas Falsches gegessen? Muss ich mal wieder auf die Toilette? Habe ich immer alle Medikamente richtig eingenommen? War ich schon an der frischen Luft? Ist die Kleidung zu eng oder auf irgendeine Weise belastend? Habe ich genug getrunken? Jeden einzelnen Punkt arbeite ich wie auf einer Checkliste ab. Ich esse, trinke, gehe auf die Toilette oder nach draußen, überprüfe meine Kleidung etc., nur um irgendwann festzustellen, dass ich zum Beispiel mal wieder zum Friseur muss, weil meine Haare mich sensorisch so einschränken. Bis ich auf die Lösung komme, habe ich vorsichtshalber alle anderen Bedürfnisse direkt gestillt, um sie auszuschließen. So kann ich mich danach seltsam fühlen, weil ich nun zu viel gegessen oder getrunken habe. Das jedoch wieder herauszufinden, wird ebenfalls die Abarbeitung der Checkliste erfordern. Man kann Autisten helfen, indem man ihnen aufzeigt, welche Gründe ihre Gefühle haben können. Wenn man sich beispielsweise um 14 Uhr schlecht fühlt, könnte jemand den Autisten befähigen, dies in eben diesen Kontext zu setzen. Dann könnte sich herausstellen, dass er noch nichts gegessen hat und einfach hungrig ist, weshalb er sich schlecht fühlt.

Ich versuche, meine Erfahrungen ständig zu reflektieren und herauszufinden, was für mich funktioniert und was nicht. Ich arbeite eng mit meinen Helfern zusammen, um meine Strategien zur Bewältigung von Alltagsaufgaben zu verbessern. Außenstehende sollten verstehen, dass jeder autistische Mensch einen Grund hat, wieso er sich so verhält, wie er es eben tut, auch wenn sich dieser nicht leicht ergründen lässt. Man sollte Autisten immer fragen, „warum" sie etwas auf diese eine bestimmte Weise machen. Es können winzige Kleinigkeiten sein, die die letzte Energiekugel fordern, ob es nun die Reflexion des Lichts in einer Chipstüte ist oder das Fließen des Wassers in der Heizung.

14. Mein Helfersystem

Ich persönlich habe erlebt, wie wertvoll eine gerichtliche Betreuung, eine Therapeutin und eine Wohnassistenz für mein Leben sind. Diese Unterstützungssysteme spielen eine entscheidende Rolle dabei, meine Bedürfnisse zu erkennen, mich zu unterstützen und meine Lebensqualität zu verbessern. In dieser Erfahrung habe ich gelernt, dass es entscheidend ist, nicht nur zu sagen „Ich bin autistisch", sondern vielmehr seine Bedürfnisse deutlich und offen zu kommunizieren. Auf diese Weise können auch Personen, die möglicherweise nicht mit Autismus vertraut sind, unterstützen. Zusätzlich ist es wichtig zu verstehen, dass jeder Mensch, und folglich auch jeder Autist, individuell ist, wie wir hier bereits gelernt haben.

Dieser Grundsatz gilt für jeden Menschen, da eine offene Kommunikation die zwischenmenschlichen Beziehungen verbessern würde. Leider neigen neurotypische Menschen oft dazu, vorschnelle Urteile zu fällen oder das Verhalten anderer fehlzuinterpretieren. Das führt dazu, dass Menschen mit einer sehr direkten Art der Kommunikation, zu denen auch autistische Menschen gehören, oft als überheblich, arrogant oder egoistisch wahrgenommen werden. Mit der Zeit haben meine Helfer gelernt, dass für mich gesprochene Sprache lediglich der Weitergabe von Informationen dient und dass sie nie despektierlich gemeint ist. Das gemeinsame „an mir arbeiten" funktioniert so ziemlich gut. Meine gerichtliche Betreuung ist insbesondere bei rechtlichen Angelegenheiten von unschätzbarem Wert. Für mich kann es schwierig sein, komplexe Verfahren oder rechtliche Entscheidungen zu verstehen und angemessen darauf zu reagieren. Meine gerichtliche Betreuung hilft mir dabei, meine Rechte zu schützen, klare Informationen zu erhalten und sicherzustellen, dass meine Interessen vertreten werden.

Meine Therapeutin ist für meine persönliche Entwicklung und mein emotionales Wohlbefinden von großer Bedeutung. Durch regelmäßige Therapiesitzungen kann ich meine Herausforderungen besser verstehen, meine Kommunikationsfähigkeiten verbessern und positive Bewältigungsstrategien erlernen. Meine Therapeutin unterstützt und bestärkt mich dabei, mich selbst besser kennenzulernen, meine Stärken zu betonen und meine Schwächen anzugehen. Sie stärkt mein Selbstvertrauen und hilft mir, meine sozialen Fähigkeiten im Alltag zu verbessern.

Auch meine Wohnassistenz ist eine enorme Hilfe für mich. Sie bietet praktische Unterstützung in meinem Zuhause (wo auch immer das gerade ist) und unterstützt mich dabei, meinen Alltag zu bewältigen. Dazu gehört die Hilfe bei der Haushaltsführung, beim Einkaufen, bei der Terminorganisation und manchmal verbringen wir zusammen einfach eine schöne Zeit. Dank meiner Wohnassistenz kann ich ein eigenständigeres Leben führen und gleichzeitig die Unterstützung erhalten, die ich benötige. Sie ermöglicht mir, am gesellschaftlichen Leben teilzuhaben, fast so, als wäre ich ganz „normal".

Diese drei Unterstützungssysteme bilden gemeinsam mein starkes Netzwerk. Sie geben mir Sicherheit, Stabilität und die Gewissheit, dass ich in allen Bereichen meines Lebens Unterstützung und Anleitung erhalte, wenn ich es brauche.

15. Familie, Freunde und Beziehungen

Unter strengem Schirm des Netzes grau,
Verborgen vor des Blickes Schau,
Verschließ ich mich im eignen Raum,
Geschützt vor jedwedem Grauen.

Doch find ich jenen, den ich lieb,
Das Netz zerbricht, der Zaun vergibt.
Kein Sieb mehr hält die Blicke ab,
Die Liebe öffnet jedes Grab.

Meine Andersartigkeit hat natürlich auch Auswirkungen auf meine Beziehung zu meinen Eltern und meinem jüngeren Bruder. Ich liebe meine Familie und bin dankbar für ihre Liebe, aber häufig fällt es mir schwer, diese Zuneigung zu fühlen oder entsprechend zu erwidern. Meine Eltern versuchen verständnisvoll und geduldig zu sein, aber ich weiß, dass es für sie schwierig ist, meine Bedürfnisse und Empfindungen zu verstehen. Neben Berührungen wie beispielsweise Umarmungen und nett gemeinten Tätscheleien, die ich auch von meiner Familie konsequent ablehne, macht einiges andere unser Familienleben von außen betrachtet ebenfalls etwas befremdlich.

Einen hohen Stellenwert in der Familie haben Routinen, dafür sorge ich beharrlich. Riten sind mein Versuch, Einfluss auf Ereignisse zu nehmen, die sich nicht beherrschen lassen, und in meiner Wahrnehmung sind das alle Ereignisse. Alle christlichen Feste müssen so abgehalten werden, wie es schon immer bei uns der Fall war, nicht weil wir besonders religiös sind, sondern weil ich es ausdrücklich verlange.

Weihnachten ist ganz klar nach Uhrzeiten und den dazugehörigen Aktivitäten durchgetaktet, sonst ist es für mich schwer auszuhalten. Bevor das Glöckchen klingeln darf, das die Bescherung einleitet, muss Papa draußen rauchen gehen, und mein Bruder und ich müssen ihn begleiten. Das Glöckchen sollte dann läuten, sobald wir die zweite Hälfte der Treppe erreichen, wenn wir hereinkommen. Falls es nicht läutet, bleibe ich auf einer Stufe stehen und warte darauf, bis es geschieht. Auch in der Adventszeit müssen immer wieder die gleichen Kekse gebacken werden, und es dürfen nur dieselben Ausstechförmchen verwendet werden. An Ostern muss Mama noch immer Ostereier verstecken, obwohl mein Bruder und ich längst erwachsen sind.

Geburtstage laufen natürlich auch gleich ab. Lange Zeit konnte ich es nicht akzeptieren, dass der kleine Kerzenkranz nicht mehr aufgestellt wurde, an dem für jedes Lebensjahr eine Kerze angebracht war. Irgendwann war ich nun einmal zu alt geworden, und auf den Kranz passten nicht noch mehr Kerzen, da sich meine Mutter die Jahre zuvor schon die Mühe gemacht hatte, darauf zusätzliche Kerzenstellplätze zu schaffen. Das Fehlen dieses Kranzes brachte mich völlig aus der Fassung, obwohl all meine Familienmitglieder Tage zuvor schon versucht hatten, mich darauf vorzubereiten. Nun befindet sich stellvertretend eine einzige Kerze auf meinem Geburtstagstischchen. Dieser Tisch wird allerdings noch immer aufgebaut.

Bloß nicht zu viel auf einmal verändern. Für Außenstehende mag es besonders seltsam erscheinen, dass wir uns innerhalb der Familie im Laufe der Jahre daran gewöhnt haben, hauptsächlich über Chat zu kommunizieren – insbesondere meine Mutter und mein Bruder im Kontakt mit mir –, obwohl wir uns im selben Haus und manchmal sogar im selben Raum befinden. Mir fällt visuelle Kommunikation leichter, da sie nicht so flüchtig ist.

Obwohl meine Familie durch Omas elf Geschwister ziemlich groß ist, gibt es selten Familienfeiern. Das kommt mir sehr entgegen, denn auf solchen Festen fühle ich mich unwohl. Manchmal trifft sich lediglich der engste Familienkreis bestehend aus Großeltern, Eltern, meinem Bruder, meinen Cousinen, meinem Cousin und Tanten und Onkel und mir. Meistens ergibt das eine Konstellation aus mindestens acht Menschen, mich einberechnet. Wir treffen uns an den immer gleichen Orten. Das ist wichtig, denn so kenne ich die besten Verstecke, um mich der Gesellschaft zu entziehen, wenn es nötig ist. Dass ich kaum bis gar nicht in das Gespräch der Erwachsenen einsteige, obwohl ich längst auch erwachsen bin, akzeptiert meine Familie, denn sie kennen es nicht anders von mir. Mein jüngerer Bruder hingegen redet begeistert von irgendetwas und ist durchaus in der Lage, die Konversation im Gange zu halten, auch wenn ich wieder nur auf direkte, an mich gerichtete Fragen reagiere. Mein Bruder hat mir schon damals bei solchen Dingen geholfen. Schickte man mich zum Bäcker, bezahlte ich ihn mit 10 Cent Wegegeld, damit er mit der Bäckereifachverkäuferin redete. Damals wusste er noch nicht einmal, wie viel beziehungsweise wenig er dann mit seinen 10 Cent anfangen konnte. In der Schule gab ich ihm mein Pausengeld und sagte ihm, was er mir kaufen sollte, selbst wenn wir nicht mehr auf dieselbe Schule gingen. Um einen Sozialkontakt umgehen zu können, nahm ich gerne den Weg zu seiner Schule auf mich. Er war und ist in solchen Dingen viel geschickter als ich. Er ist auch geschickter darin, Freundschaften zu schließen.

Weil ich natürlich oft an demselben Ort war wie er und seine Freunde, wurde ich vorerst automatisch in die Clique aufgenommen. Meine Schwierigkeiten, soziale Signale und nonverbale Kommunikation zu verstehen und zu interpretieren, machen es knifflig, Beziehungen aufzubauen und aufrechtzuerhalten, Small Talk und Gespräche zu führen. Meine Beziehung zu sozialen Interaktionen und dem Alleinsein ist beinahe ambivalent. Es gibt Momente, in denen ich mich tatsächlich besser fühle, wenn ich allein bin und keine sozialen Interaktionen habe. Das ermöglicht mir, mich zu entspannen, meine Gedanken zu sortieren und meine Energiereserven aufzufüllen. Dennoch heißt das nicht, dass ich grundsätzlich die Gesellschaft meide. Es gibt auch Zeiten, in denen ich das Bedürfnis nach sozialer Interaktion verspüre und Freude daran habe, Zeit mit anderen Menschen zu verbringen. Die richtige Balance zwischen diesen beiden Bedürfnissen zu finden, ist nicht einfach. Zu meinem Freund Jonas habe ich nur sehr sporadisch Kontakt, weil ich einfach nicht weiß, wie ich es ändern kann. Auf meinem Wochenplan vermerke ich immer, dass ich mich wenigstens einmal im Monat bei ihm melden sollte. Ohne solche Erinnerungsstützen bekäme ich es noch weniger hin. Aber es ist wichtig zu betonen, dass dies nicht bedeutet, dass ich keine Freunde haben will, es bedeutet nur, dass ich in sozialen Interaktionen Unterstützung benötige.

Die „5 Sprachen der Liebe“ sind ein Konzept, das die verschiedenen Wege beschreibt, wie Menschen Liebe ausdrücken und empfangen können. Ich erkläre mir menschliches Verhalten gerne durch Konzepte, da ich das besser verstehe. Aus diesem Grund führe ich es hier ebenfalls an in der Hoffnung, jemand würde es ebenso interessant finden wie ich.

Diese Sprachen umfassen Lob und Anerkennung, Qualität gemeinsam verbrachter Zeit, Geschenke, unterstützende Taten und körperliche Zuneigung.

Für Menschen im Autismus-Spektrum, die bekanntlich eine einzigartige Art haben, die Welt wahrzunehmen und sich auszudrücken, können die verschiedenen Sprachen der Liebe auf vielfältige Weisen zum Ausdruck kommen. Zum Beispiel könnte Lob und Anerkennung für Autisten bedeuten, dass sie ehrliche und aufrichtige Worte (manchmal zu ehrlich) nutzen, um ihre Zuneigung zu zeigen. Qualitätszeit könnte bedeuten, dass sie besondere Interessen und Aktivitäten (die andere vielleicht gar nicht interessieren) mit ihren Lieben teilen. Geschenke könnten sorgfältig ausgewählte Objekte sein, die für sie selbst eine besondere Bedeutung haben. Unterstützende Taten könnten darin bestehen, praktische Hilfe und Unterstützung anzubieten, auch dann, wenn eigentlich beispielsweise Mitleid gebraucht wird. Man sagt mir dann immer, Ratschläge seien auch Schläge. Es hört sich klug an, aber eigentlich weiß ich nicht, was das bedeuten soll. Vielleicht können Sie dem aber etwas Sinnvolles entziehen. Körperliche Zuneigung könnte in Form von Umarmungen, Berührungen oder anderen körperlichen Gesten ausgedrückt werden, die für sie selbst angenehm sind. Daher kann zum Beispiel auch Zwicken Zuneigung ausdrücken. Es lässt sich leicht erkennen, dass autistische Menschen mit ihrer Art der Zuneigung andere leicht vor den Kopf stoßen können, obwohl sie es nie so meinen. Das liegt daran, dass sie sich einfach nicht in die Perspektive anderer einfühlen können.

Weil ich bildhaft denke, stelle ich mir oft vor, wie ein Bleistift und ein Textmarker in einer Art Comic miteinander interagieren. Der Bleistift beschwert sich über das Verhalten des Textmarkers, da er es nicht versteht und sich überfordert fühlt. Diese Frustration veranlasst ihn, immer mehr zu sagen. Der Textmarker hebt in der Sprechblase des Bleistifts bestimmte Wörter hervor. Wenn man nur diese gehighlighteten Wörter liest, kann man seine Botschaft verstehen. Dadurch wird deutlich, dass der Textmarker anders kommuniziert. Ähnlich wie ein Textmarker nicht für das Schreiben von Fließtexten gedacht ist, obwohl er streng genommen auch ein Stift ist, kommunizieren Autisten auf ihre eigene Art und Weise, obwohl sie ebenfalls Menschen sind.

Gerade eine Liebesbeziehung beinhaltet oft viele soziale Interaktionen, was für mich anstrengend und überwältigend ist. Wenn man ehrlich ist, ist nichts so körperlich wie Sex im physischen Sinne wie auch im kommunikativen Sinne. Oft kommt es aber gar nicht zu einer Liebesbeziehung, weil ich das Flirten nicht verstehe und nicht beherrsche.

15.1. Kurze Übersetzungshilfe

Wenn ein Mensch mit Autismus folgende Sätze zu dir sagt oder du durch sein Verhalten bemerken kannst, dass er danach handelt, kannst du dir ziemlich sicher sein, dass er dich sehr gern hat:

- Du bist mein neues Spezialinteresse.
- Vielleicht spreche ich tatsächlich mit dir am Telefon.
- Ich würde dir in die Augen schauen.
- Ich würde freiwillig mit dir sozial interagieren.
- Deine Haut sieht weich aus. Ich möchte dich berühren oder an dir riechen.

- Ich kann nicht aufhören, alle Informationen über dich zu sammeln.
- In deiner Nähe fühle ich mich wohl, meinem natürlichen Verhalten nachzugehen.
- Dein Lachen und deine Stimme sind für mich besonders angenehm.
- Du bist interessant. Ich höre dir ganz genau und gerne zu.
- Ich könnte mit dir länger als mit anderen Menschen zusam men sein.
- Ich lasse dich an meinen Routinen teilhaben.

Außerdem stelle ich mir oft vor, ich sei wie ein Planet, der niemals seine Umlaufbahn verlässt. Das ist eine Art Teufelskreis. Ich lerne keine neuen Leute kennen, wenn ich nicht ein bisschen meine Umlaufbahn und Routinen verlasse. Das Verlassen des Gewohnten bereitet mir solche Angst, dass ich meistens doch allein bleibe. Manchmal jedoch gelingt es trotzdem irgendwie, aber aus meiner Erfahrung heraus kann ich sagen, dass eine Liebesbeziehung als autistischer Mensch sehr viel mehr Arbeit und Mühe von beiden Partnern erfordert. Es ist hilfreich, vor einem Date mit einem autistischen Menschen gemeinsam einen Ablaufplan zu erstellen, was unternommen wird. Das Schlüsselwort hierbei ist „Handeln". Kommunikation fällt leichter, wenn man aktiv wird. Beispielsweise bietet ein Gesellschaftsspiel klare Regeln, an denen man sich entlanghangeln kann, und dennoch lernt man dabei viel über sein Gegenüber. Die Anstrengungen sind es allerdings wert, denn auch Autisten sehnen sich nach Freundschaft und Liebe, allerdings auf ihre Art und Weise. Die Partnerin oder der Partner eines autistischen Menschen wird eine äußerst loyale und ehrliche Gefährtin oder einen äußerst loyalen und ehrlichen Gefährten an seiner oder ihrer Seite haben.

Das facettenreiche Bild des Autismus zeigt sich erneut in paradoxen Ausprägungen. Einige Autisten zeigen eine ausgeprägte Fokussierung auf bestimmte Interessen oder Themen, die sich auch auf zwischenmenschliche Beziehungen ausdehnen kann. In manchen Fällen äußert sich dies in einer obsessiven Verfolgung von Liebe. Bei einer derartigen Entwicklung sind eine offene Kommunikation und klare Festlegungen von Grenzen entscheidend. Die Einbindung professioneller Unterstützung von Psychologen oder Therapeuten mit Erfahrung im Umgang mit Autismus kann dabei hilfreich sein. Ebenso tragen soziale Kompetenztrainings und die Integration von Angehörigen dazu bei, konstruktive Lösungen zu finden.

Andererseits erleben einige Autisten Liebe auf eine weniger konventionelle Art und fassen sie eher pragmatisch und unmittelbar. Hierbei zeigt sich erneut die Vielfalt der individuellen Erfahrungen und Ausdrucksformen innerhalb des Autismus-Spektrums.

16. Kleidung und Hygiene

Das Thema Kleidung und Hygiene bei Autismus erfordert eine einfühlsame Betrachtung, da autistische Menschen oft besondere Empfindlichkeiten und Bedürfnisse in Bezug auf diese Aspekte haben. Die sensorischen Unterschiede können die Wahl von Kleidungstexturen, Gerüchen, Farben oder das Erleben von Hygienepraktiken beeinflussen.

Die Auswahl meiner Kleidung spielt für mich eine bedeutende Rolle, da sie maßgeblich dazu beitragen kann, mein Stresslevel zu verringern und Überstimulation zu vermeiden. Kleidung kann mir ein Gefühl von Sicherheit und Komfort verleihen. Daher ist es für mich von großer Bedeutung, die Freiheit zu haben, Kleidung nach meinen sensorischen Bedürfnissen und Vorlieben auszuwählen. Die falsche Kleidung hingegen kann Unsicherheit und Unwohlsein auslösen. Infolgedessen sieht man mich in der Regel in bequemen Jogginghosen und dünnen langärmeligen Pullovern aus Baumwolle. Ich sage manchmal spaßeshalber: Autismus ist, wenn man eine Ausgehjogginghose hat.

Ich bevorzuge es, regelmäßig dieselben Outfits zu tragen, was jedoch häufiges Wäschewaschen erfordert. Nach dem Waschen der Kleidung muss ich mich erneut an sie gewöhnen, da sie sich dann wieder völlig anders anfühlt. Ich trage sie dann in gewohnter Umgebung vor, bis ich mich bereit fühle, mit ihnen in die Welt hinauszugehen. Das alles ist weder besonders hübsch noch besonders weiblich. Alles andere kann ich jedoch nicht aushalten.

Für gesellschaftliche Anlässe oder Restaurantbesuche zwinge ich mich dazu, Jeans zu tragen, um den sozialen Normen zu entsprechen. Allerdings liegt mein Fokus während dieser Zeit ständig auf dem Outfit, was meine Konzentration und Energie für Gespräche stark beeinträchtigt. Die einzige Erleichterung besteht darin zu wissen, dass ich das unangenehme Outfit nur für eine begrenzte Zeit tragen muss.

Einkaufen ist für mich eine regelrechte Qual. Manchmal benötige ich aber neue Kleidung, weil ich an den Ärmeln daraufbeiße – eine Gewohnheit und Stimming in stressigen Situationen, von denen es bei mir viele gibt. Oder einfach, weil die Kleidung bereits stark abgenutzt ist.

Auch Jogginghosen und Pullover müssen bestimmte Kriterien erfüllen, damit ich sie tragen kann. Sowohl Pullover als auch Hosen bevorzuge ich mit Bündchen, da sie mir helfen, besser wahrzunehmen, wo mein Körper endet. Fachlich ausgedrückt, hängt diese Vorliebe mit meiner schwachen Propriozeption zusammen. Durch diesen Trick fühle ich mich motorisch weniger eingeschränkt und vermeide ständiges Gegenstoßen. Meine Modevorstellung gilt nicht unbedingt als modern, was es wirklich fast unmöglich macht, etwas Passendes zu finden. Pullover müssen entweder mit drei Farben gestaltet sein oder komplett einfarbig und schlicht. Unterwäsche muss weiß sein, genauso wie ausnahmslos alle meine Socken. Unter meinen Pullovern trage ich stets ein weißes T-Shirt. Selbst wenn ich nur ein T-Shirt trage, verbirgt sich darunter gewiss ein weißes Shirt. Oft ziehe ich diese weißen Shirts auf links an, um keine Nähte zu spüren. Etiketten und Schilder schneide ich konsequent ab. Bei Kleidungsstücken, die noch im Besitz des Geschäfts sind, ist dies natürlich nicht möglich. Jedes Anprobieren im Laden wird somit zu einer Herausforderung, nicht nur für mich, sondern auch für meine Mutter, die mich bei dieser Strapaze begleitet. Mama bekommt dabei nämlich all meine Überforderung zu spüren, auch durch mein Schimpfen. Ich meine es nie böse, aber ich kann dann nicht anders reagieren, und danach tut es mir jedes Mal furchtbar leid.

Die Lichter, die sich oft auch noch in den Fliesen und in den Produkten widerspiegeln, sowie die Geräusche, Menschen und Gerüche um mich herum rauben mir dann die letzte Kraft. Und dummerweise haben die Geschäfte es sich zur Aufgabe gemacht, aus marketingtechnischen Gründen ständig ihr Sortiment umzuräumen. Dadurch fühle ich mich noch mehr orientierungslos und gestresst. Meine Begleitperson wird dann zum einzigen Fixpunkt, den ich ausmachen kann, wenn ich sie rechtzeitig erkenne. Es kommt auch vor, dass mir nur ein optisches Detail meiner Begleitung auffällt, auch wenn ich sie schon länger kenne. Dieser Umstand machte es schon mal möglich, dass ich meine Begleitung kurzzeitig mit Schaufensterpuppen, aufgedruckten Personen auf Postern oder Fremden verwechselt habe.

Einige Autisten, so auch ich, haben Schwierigkeiten mit Aspekten der Körperpflege, die auf sensorische Empfindlichkeiten, Routinen, soziale Faktoren oder Schwierigkeiten bei der Selbstwahrnehmung zurückzuführen sind. Um meinen Alltag besser zu organisieren, habe ich einen Wochenplan für meine Kleidung. Dieser Plan gibt mir nicht nur Struktur, sondern hilft mir auch bei der Körperpflege, die ebenfalls nach einem festen Plan erfolgt. Allerdings stoße ich bei Wetterumschwüngen auf Herausforderungen, da diese meine gewohnten Abläufe beeinträchtigen. Sobald die Sonne scheint, glaube ich, mit kurzer Hose rausgehen zu können. Und wenn es irgendwann wirklich warm ist und ich ins Schwitzen gerate, muss ich meinen Duschplan erneut anpassen. Gemeinsam mit meinem Unterstützungssystem und der Möglichkeit, morgens das Wetter über Amazon Alexa zu erfahren, bewältige ich das mittlerweile ganz gut. Auch das Duschen an sich ist nicht länger ein Problem. Immer wenn ich durch den Tag schon sehr belastet bin, würde das Duschen mich sensorisch total überfordern. Ich habe für mich herausgefunden, dass ich am besten zurechtkomme, wenn ich morgens duschen gehe. Baden finde ich zwar deutlich angenehmer, aber zurzeit ist das nicht möglich, weil ich dazu eine Badewanne besitzen müsste. Toilettengang, Duschen, Zähneputzen, Hautpflege nach Plan … das Schminken erspare ich mir, da es für mich auf keinen Fall auf der Haut auszuhalten wäre, und das ist vollkommen in Ordnung!

17. Trauer

Autismus ist eine neurologische Entwicklungsstörung, die die Art und Weise beeinflusst, wie eine Person kommuniziert, soziale Beziehungen aufbaut und sensorische Informationen verarbeitet. Autistische Personen können auf eine Vielzahl von Herausforderungen und Schwierigkeiten stoßen, die ihre Fähigkeit beeinträchtigen, in der Gesellschaft zu „funktionieren".
Trauer ist auch eine solche Herausforderung, die ich auf eine andere Art und Weise erlebe als nicht-autistische Personen. Autisten sind oft Menschen, die viel in ihrem Kopf leben. Bei mir führt das dazu, dass ich Trauergefühle entweder stärker unterdrücke oder sie gar nicht sofort erkenne, was meinen Trauerprozess verzögert. Es löst auch Schamgefühle aus, wenn mir bewusst wird, dass ich jemanden durch eine unüberlegte oder zu sachliche Äußerung verletzt habe. In solchen Momenten lande ich regelmäßig im sogenannten Fettnäpfchen. Auf einer Skala der Unhöflichkeit bewege ich mich auf einer 7, wenn ich schweige, und steige auf eine 9 bis 10, wenn ich spreche. Es scheint, als hätte ich die eher unnötige Gabe, genau im entscheidenden Moment das Falsche zu sagen. Ich betrachte mich in dieser Hinsicht als Wortschmied mit Hang zur Großbaustelle. Andere sind dann überrascht

von meiner scheinbaren Gefühlskälte, aber natürlich habe auch ich Gefühle – ich weiß nur oft nicht, wie ich sie zeigen soll, oder kann sie selbst nicht immer deuten. Der Tod wird aus autistischer Sicht nämlich zumeist auf eine selbstverständliche und äußerst rationale Weise betrachtet, da es logisch ist, dass Menschen im Verlauf ihres Lebens sterben.

Der Verlust eines geliebten Menschen bringt zwangsläufig Veränderungen und Unsicherheiten mit sich, die in meinem Fall oft schwer zu bewältigen sind. Meine Uroma starb, als ich neun Jahre alt war. Ich erinnere mich nicht mehr viel an sie, aber ich weiß, wie der Vorhang aus Muscheln klang, durch den man ging, um auf ihre Terrasse zu gelangen. An ihr Fahrrad erinnere ich mich und an den Garten, in dem ich gerne Fußball spielte, während sie meinem Bruder zeigte, wie man Blumenkränze bastelt. Ich kann diese Dinge und Orte wie einen Film in meinem Kopf abspielen. Dieses innere Kino veranstalte ich, wenn ich mich nach den Gefühlen sehne, die ich damals empfand. Ein Mensch hinterlässt immer Erinnerungen und Gefühle bei seinen Angehörigen, auch bei Autisten.

Als meine zweite Uroma starb, war ich 14 Jahre alt. Wieder erinnere ich mich vorwiegend an Orte. Auch sie hatte einen wunderschönen Garten. Nachdem sie gestorben war, veränderte sich einiges. Mein Opa verkaufte den Garten, und auch ihre Wohnung wurde irgendwann an andere Menschen vermietet. Rituale endeten plötzlich. Es gab kein Kuchenessen mehr bei jedem Besuch, ich konnte ihr nicht mehr helfen, ein Puzzle zusammenzusetzen, und auch die Schublade, die immer kleine Aufmerksamkeiten für uns Kinder beinhaltete, war von nun an leer – weniger noch, die Schublade existierte einfach nicht mehr. Den gewohnten Geruch im Treppenhaus würde ich von nun an nie wieder riechen können.

Ihre Beerdigung war die erste, der ich in meinem Leben beiwohnen durfte. Mein Opa war sehr traurig, und meine Mutter sagte mir, ich solle seine Hand nehmen. Ich mochte diesen Moment nicht, weil ich völlig überfordert war. Doch er drückte meine Hand ganz fest. Meine Mutter nickte mir zu und das war das Zeichen für mich, dass ich es richtig machte, denn das spüre ich nicht naturgemäß.

Als ich 22 Jahre alt war, starb meine Tante. Sie war viel zu jung, gerade einmal 51 Jahre alt. Alle Familienangehörigen verhielten sich plötzlich so anders und ich interpretierte es als ein völlig rätselhaftes Verhalten. Faktisch wusste ich, dass ihre Trauer dahintersteckte. Ich konnte es leider nicht richtig nachempfinden. Von jetzt auf gleich wurde alles um mich herum noch unberechenbarer als sonst. Es dauert ungefähr acht Minuten, bis das Sonnenlicht zu uns gelangt. Im Trauerprozess versuchen Menschen auf irgendeine Weise, ihre acht Minuten mit dem oder der Verstorbenen zu verlängern. Ich hingegen versuchte mich auf zukünftige Veränderungen einzustellen, mich gedanklich daran zu gewöhnen, dass nun ein Stuhl am Tisch auf Familienfeiern für immer leer bleiben würde. Doch meine erste Reaktion, als ich von ihrem Tod erfuhr, war die gleiche, die ich zeigte, als Mama die Treppe hinunterfiel – ich versteckte mich. So wurde es vorerst nicht real. So gewann ich Zeit, um die Information zu verarbeiten. Richtig bewusst wurde mir ihr Ableben erst nach ihrer Beerdigung. In der Kirche händigte man mir ihr Totenblättchen aus. Vom Foto lächelte sie mir entgegen, und nun hatte ich es begriffen. Schlag auf Schlag. Ich brauchte, wie so oft, nur ein Bild, das mir die Situation erklärte.

Während der Beerdigung war meine Aufmerksamkeit ganz und gar den (runden) Regenschirmen der Trauernden gewidmet. Als es begann zu regnen, ploppten alle Leute beinahe gleichzeitig ihre Schirme auf. Es hörte sich fast an wie ein Feuerwerk und es war wunderschön. Die restliche Aufmerksamkeit richtete ich auf meinen Bruder, denn ich hatte mir fest vorgenommen, wie ein Schatten meinen Bruder nachzuahmen, um alles richtig zu machen. Das Weinen blieb bei mir dennoch aus.

Das Schattenspiel ist eine sehr bewährte Strategie von mir. Für meinen Bruder und andere Menschen ist es so normal, dass sie mit anderen verbunden sind, dass sie kaum darüber nachdenken müssen. Soziale Beziehungen sind für sie wie ein lebendiges Musizieren. Jeder spielt sein eigenes Instrument, doch es entsteht eine gemeinsame Melodie, zu der die Menschen sich intuitiv abstimmen. Für mich sind diese Beziehungsdimensionen nicht erreichbar oder erfordern beträchtliche Anstrengungen, während mein Normalzustand oft als eine Art Selbstverkapselung betrachtet wird. Menschen können ein tiefes Zugehörigkeitsgefühl erleben.

Sie gleichen Buchstaben, die sich wie von selbst zu Geschichten verweben, oder Regentropfen, die an einer Fensterscheibe entlanggleiten, immer schneller, je mehr Tropfen sich auf ihrem Weg mit ihnen vereinen. Im Gegensatz dazu bin ich eine Zahl inmitten einer Vielzahl von Buchstaben, vielleicht sogar eine Primzahl, oder eben ein Tropfen Öl zwischen den Wassertropfen an eben dieser Fensterscheibe. Nicht in der Lage, eine Verbindung herzustellen. Die indirekte oder distanzierte Reaktion der Autisten ist keinesfalls mit Gleichgültigkeit gleichzusetzen. Ich bin durchaus in der Lage zu vermissen, allerdings auf meine Weise. Nun ist es aber nicht so, dass Menschen nur beim Tod einer geliebten Person Trauer empfinden. Trauer hängt offensichtlich eng mit dem Vermissen zusammen. Es fehlt eine Verbindung zu einem Tropfen an der Scheibe, und so kommt man für eine gewisse Zeit nicht voran. Trauer und Vermissen wiederum hängen eng mit Abschieden zusammen.

Manchmal muss man sich von Menschen verabschieden, obwohl sie nicht verstorben sind. Das war für mich unsäglich schwer zu verstehen, als meine Wohnbetreuerin ihren Job wechselte. Das Wort „Abschied" kannte ich nur im Zusammenhang mit dem Tod und für diese neue Situation fehlte mir der nötige Kontext. Ich wollte sie daraufhin ebenfalls beerdigen, um einen Ort zu haben, an dem sie noch in meinem Leben stattfinden würde. Natürlich bin ich jetzt kein Mörder und würde sie mit einer Schaufel in der Hand aufspüren wollen. Hier zeigt sich nur wieder einmal überdeutlich, wie begrenzt meine Wahrnehmung von Realität ist. Viele Stunden versuchte man mir zu erklären, dass meine Betreuerin nun nicht mehr meine Betreuerin sein würde, dass ich sie aber auch nicht beerdigen könne, weil sie noch weiterlebe. Ich verstand einfach nicht, was das bedeutete. Was ist ein Arbeitsleben und was ein Privatleben? Wie kann ein Mensch gleich beides haben und das auch noch getrennt von meiner direkten Wahrnehmung?

18. Perfektionismus

Einige Autisten neigen zum Perfektionismus aufgrund ihres strukturierten Schwarz-Weiß-Denkens, der Angst vor Fehlern, Detailorientierung und Präferenz für Routine. Perfektionismus könnte auch eine Möglichkeit sein, in einem bestimmten Bereich Kontrolle und Sicherheit zu finden, besonders wenn es Kommunikationsherausforderungen gibt. Eine gewisse Unvollkommenheit spürt wohl jeder Mensch in sich, so als sei dies ein Grundzug der menschlichen Daseinsverwirklichung. Immer wieder versucht der Mensch, diesen Mangel in der äußeren Leistung wettzumachen und sich in Leistungswerten im Gewinnen materieller und ideeller Güter, im Schaffen und Wirken darzustellen. Dieses Denken beherrscht den Arbeitsmarkt.

In meinem bisherigen Leben hatte ich stets das Gefühl, dass der Wert eines Menschen von seiner erbrachten Leistung abhängt. Diese Überzeugung prägte auch meine Schulzeit. Selbst in Filmen, die das Thema Autismus behandeln, tritt ein offensichtlich autistischer Charakter auf, der erst Großes leisten muss, bevor man beginnt, ihn so zu akzeptieren, wie er ist. Warum ist das so? Bis heute empfinde ich daher Scham, dass ich trotz meiner subjektiv empfundenen Mittelmäßigkeit so weit gekommen bin, und gleichzeitig erscheint es mir nicht weit genug. Meine Bemühungen, perfekt zu sein, sind ein Kampf gegen meine eigenen Fähigkeiten. Die Angst vor dem Anfang hält mich zurück. Ein Versagen auf dem Gebiet der Intelligenz ist für mich unerträglich, da sie oft meine einzige Entfaltungsmöglichkeit ist. Meine Selbstsicherheit ist daher leicht zu zerstören, weil sie durch Einbußen auf anderen seelischen Gebieten erkauft ist.

Ich spüre eine gewisse Sehnsucht nach Größe, doch gleichzeitig fühle ich mich verloren im Universum, als ob meine Existenz keinen Wert hätte. In solchen Momenten rufe ich mir ins Gedächtnis, dass das Universum so groß und komplex ist, dass es keinen Sinn ergibt, sich darüber zu sorgen, wo man im Vergleich dazu steht. Ich versuche, mich auf das zu konzentrieren, was ich tun kann.

Stetig zeigt sich ein schöpferischer Furor, begleitet von der Angst vor der Leere. Gerne würde ich die wachsende Verzweiflung vor dem leeren Blatt gegen Gelassenheit eintauschen, weil man niemandem mehr etwas beweisen muss. Ich möchte einmal so richtig schlecht sein dürfen – einfach ich selbst sein. Stattdessen leide ich unter der Verzweiflung, den Ansprüchen nicht zu genügen – den eigenen Ansprüchen nicht zu genügen. Perfektionismus macht jeden noch so großen Erfolg wertlos angesichts eines einzigen Misserfolgs. Das Nichtschaffen setzt sich als Grundgefühl fest. Alles steht oder fällt mit dem Gelingen. Pflichterfüllung wird zur puren Selbstverständlichkeit. Wenn Perfektion das Ziel ist, wird man immer scheitern.

Sogar Schmeicheleien misstraue ich, denn ich glaube nicht, dass irgendetwas an mir schmeichelhaft sein könnte. Doch versuche ich auch zu akzeptieren, dass es okay ist, wenn andere mich schätzen und bewundern, auch wenn ich das selbst nicht immer verstehe.

Letztendlich geht es beim Perfektionismus darum, einen Weg zu finden, der für einen selbst funktioniert. Denn am Ende des Tages geht es nicht darum, perfekt zu sein, sondern darum, zufrieden zu sein. Ich will lernen, mich selbst zum Maßstab zu nehmen. Das jedoch ist bisher leider nur eine Art Mantra und nicht meine wirkliche Lebensweise. Ich arbeite allerdings darauf hin, mir irgendwann selbst zu genügen. Und bis dahin werde ich immer wieder verwundert sein, dass ich trotzdem so sehr geliebt werde.

19. Pubertät

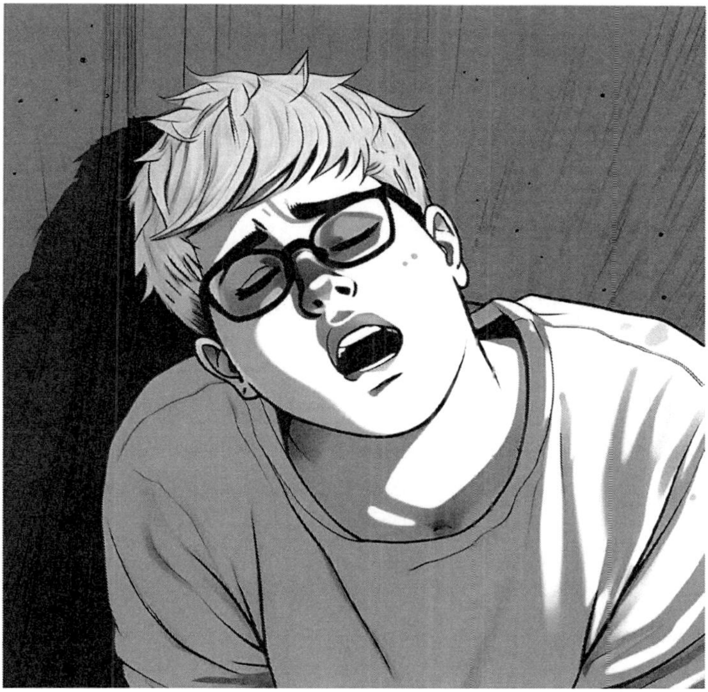

Die Pubertät stellt für Autisten eine besondere Herausforderung dar, geprägt von sozialen Schwierigkeiten, emotionalen Veränderungen, Anpassungsschwierigkeiten und erhöhter Reaktivität gegenüber Reizen. Der Übergang zu neuen Schulstrukturen und die Suche nach Identität verschärfen die Situation. Der Körper entwickelt sich altersgerecht, aber im Innen sind autistische Personen noch nicht bereit für diese Veränderungen. In dieser Phase fühlte ich mich nicht nur in meiner Haut unwohl, sondern auch in meinem eigenen Körper fremd. Die Entwicklung meines Selbstbildes bereitete enorme Schwierigkeiten und ich war verwirrt und unsicher. Dies verstärkte meine Neigung, mich zurückzuziehen und mich meinen eigenen Interessen zuzuwenden, was zu tiefer Einsamkeit führte.

Mit dem Beginn der Pubertät brachten plötzliche Veränderungen eine Vielzahl neuer Erfahrungen mit sich. Haare wuchsen, und plötzlich wurde mir geraten, Deo zu benutzen. Als ich zwölf Jahre alt war, wurde mir untersagt, oberkörperfrei herumzutollen, was ich nicht nachvollziehen konnte. Dann setzte meine Periode ein, und ich wurde unerwartet gebeten, mit meiner Mutter Bustiers zu kaufen und mich über Haarentfernungsmethoden zu informieren. Das „Wie" und das „Warum" wurden einfach vorausgesetzt.

Das „Frauwerden" bereitete mir erhebliche Schwierigkeiten, da neue Herausforderungen im Umgang mit Monatshygiene und der Realität der Blutung auftraten, ohne dass mir jemand die Hintergründe erklärte. Mit 15 Jahren erlebte ich also meine erste Menstruation. Dieses prägende Erlebnis offenbarte sich, als ich mich zu Hause auf der Toilette befand und mein lautes Schreien meine Mutter sofort herbeirief. Zu meiner Verblüffung schien sie von diesem Ereignis keineswegs überrascht zu sein. Für mich hingegen brach an jenem Tag eine Welt zusammen – zu viele Veränderungen, zu plötzlich und vor allem ohne jede Vorwarnung. Ich dachte, ich sei krank und müsste nun sterben, da Blut aus einer mir ungewöhnlich erscheinenden Stelle kam. Dann wieder dachte ich, dass ich wohl doch nicht sterben würde, und das machte mir fast noch mehr Angst. Denn wenn ich nicht starb, dann hieß das, dass ich mich veränderte, hoffnungslos und unwiderruflich.

In dem Bestreben, mir zu erläutern, wie man in meiner Situation verfährt, insbesondere hinsichtlich der Verwendung von Tampons, trachtete meine Mutter danach, mich zu beruhigen. Dennoch vermochte ich Tampons nicht zu ertragen. In den darauffolgenden Jahren griff ich zur Binde, die ich als äußerst unbequem und störend empfand. Dennoch erschien sie mir als das geringere Übel. Trotz aller Anstrengungen konnte ich mich nicht mit dieser wiederkehrenden Situation arrangieren. Heutzutage werde ich von der monatlichen Regel verschont, da Medikamente diese unterdrücken.

Mit äußerster Akribie entfernte ich nun stets all meine Körperhaare, um jenes eigenartige und kratzende Gefühl zwischen Kleidung und Haut zu überwinden. Die Kunst dieser Prozedur erlernte ich durch Werbung im Fernsehen, in der die dargestellten Damen selbst vor dem Rasieren keine Haare an den Beinen zu haben schienen. Deren Methode kam mir daher äußerst vielversprechend vor. Dass meine Haare jedoch so rasch nachwuchsen, erstaunte mich. Diese Nuance hatte die Werbung verschwiegen, und erneut hegte ich den Gedanken, dass etwas an mir nicht stimmte. Mir fehlte einfach eine Vergleichsgruppe, mir fehlten Freunde.

Im Laufe der Zeit gelang es mir auf irgendeine Weise, die meisten meiner Herausforderungen zu bewältigen, doch das Wachsen meiner Brüste blieb stets eine Schwierigkeit für mich. Das Tragen von Büstenhaltern empfand ich als besonders unangenehm, wobei Sport-BHs die erträglichste Option darstellten. Als ich jedoch das Alter von 22 Jahren erreichte, traf ich die Entscheidung, meine Brüste entfernen zu lassen, da ich es einfach nicht mehr ertragen konnte und mich nie wirklich wohl mit ihnen fühlte. Nach diesem einschneidenden Schritt empfand ich mein Leben sensorisch betrachtet als erheblich erfüllender und unkomplizierter. Wahrscheinlich war diese Entscheidung auch von einer gewissen Geschlechtsdysphorie beeinflusst. Übrigens ist es so, dass viele autistische Menschen weniger Geschlechtszuweisungen treffen, sich weder als ausschließlich männlich noch ausschließlich weiblich wahrnehmen oder solche Strukturen ohnehin ablehnen. Auch in diesem Bereich gehören sie wieder einer Minderheit an, was eine doppelte Minderheit darstellt. Dieser Umstand ist bei Autisten häufig anzutreffen, da gängige Identitätsmodelle vielfach nicht zu ihnen passen. So befindet man sich ständig in irgendeiner Minderheitssituation, was die Entstehung von Begleiterkrankungen begünstigt. Das wird im Übrigen als „Minority Stress“ bezeichnet.

Während der Pubertät wurde mir erstmals bewusst, wie sich die Kluft zwischen mir und meinen gleichaltrigen Mitmenschen weiter vertiefte. Für sie waren die körperlichen Veränderungen willkommen und sie interessierten sich nun ausschließlich für Themen, die für mich nicht von Bedeutung waren.

Fragen wie „Welche Wimperntusche benutzt du?“, „Ist Justin Bieber nicht unglaublich hot?“, „Hast du gesehen, wie Jan mich gerade angeguckt hat?“, „Gehen wir am Samstag ins Einkaufszentrum zum Shoppen?“, „Gehst du auch auf Annas Party, und wenn ja, was ziehst du an?“ bestimmten ihre Gespräche. Das Geflüster entging mir fast gänzlich, da sie es vermieden, mit mir darüber zu sprechen. Keiner hegte Interesse daran, mit mir über die Tiefen des Weltalls oder die Schönheit der Kunst zu fachsimpeln, doch für ihre Belange vermochte ich keine Begeisterung aufzubringen.

Als Teenager mit Autismus konnte ich oft die physische Entwicklung nicht vollständig nachvollziehen und habe nicht verstanden, was mit mir los war. Im Gegensatz zu anderen Jugendlichen fehlte mir die Möglichkeit, mich über meine Gefühle und Gedanken mit Gleichaltrigen auszutauschen. Ich konnte nicht in Worte fassen, was mich irritierte oder bedrückte, und es fiel mir zu schwer, die richtigen Fragen zu stellen. In meiner gesamten Schullaufbahn blieb ich fortwährend die jüngste Person in der Klasse. Meine Klassenkameraden waren allesamt etwa zwei Jahre älter. Obwohl mir im zarten Alter von zwölf Jahren vorgeschlagen wurde, die achte Klasse zu überspringen, untersagten die Lehrer meiner Schule dies mit der Begründung, dass meine sozialen und emotionalen Fähigkeiten noch nicht ausreichend entwickelt seien. Wahrscheinlich hatten sie recht, doch selbst als mir diese Möglichkeit verwehrt wurde, hatte ich keinen Anschluss finden können – es wäre mir auch mit der Genehmigung zu überspringen nicht gelungen, weder in meiner ursprünglichen Klasse noch in der höheren.

Rückblickend betrachtet hielt meine Ausstrahlung meine Mitmenschen davon ab, mit mir in Kontakt zu kommen, weil meine Mimik so starr sein kann. Ein Lächeln beispielsweise würde da Klarheit schaffen, wo sonst ein Vakuum zurückbleibt, in das unendlich viel hineininterpretiert werden kann. Weite, aufmerksame Augen, um ein weiteres Beispiel zu nennen, werden als Zeichen von Offenheit und Bereitschaft zum Kontakt gewertet. Menschen antworten auf solche Signale natürlicherweise mit Angeboten zur Interaktion. Aus diesem Grund öffnen Menschen ihre Augen automatisch weiter, wenn sie intensiven Kontakt mit jemandem aufnehmen möchten. Manche Menschen betonen ihre Augen sogar durch Schminke, um sie größer oder auffälliger zu machen.

Bei autistischen Menschen fehlt nicht selten gänzlich dieses bedeutende Signal für den zwischenmenschlichen Kontakt. Möglicherweise liegt hierin der Ursprung meiner Ablehnung gegenüber Augenkontakt. Aufgerissene Augen wirken auf mich sogar dermaßen unangenehm, dass ich mich vollends abwenden muss.

Oftmals werden Autisten als arrogant oder eigenartig wahrgenommen, da es ihnen schwerfällt, diese subtilen sozialen Nuancen zu beherrschen, selbst nach stundenlangem Üben vor dem Spiegel. Sprache hat einfach zu viele funktionelle Konstanten für mich, die Handlung, Kommunikation, Interaktion, Emotion, Kognition, Sensorik und auch die Motorik. Dieser Umstand ist äußerst frustrierend. Das Entschlüsseln von Mimik, Körpersprache und Stimmlage bleibt für mich nach wie vor eine anspruchsvolle Herausforderung. Ich neige dazu, im falschen Tonfall zu sprechen, lache an unpassenden Stellen, und bestimmte Worte vermögen mich von einer Sekunde zur nächsten in Verzweiflung zu stürzen.

Erst als ich fast 23 Jahre alt war, wurde mir die Tragweite des Tonfalls wirklich bewusst. Über Stunden hinweg versuchte man mir zu erklären, wie andere mich wahrnahmen. Der sogenannte erste Eindruck besteht im Grunde aus einer Vielzahl von Annahmen, die aufgrund des äußeren Erscheinungsbildes und des Verhaltens einer Person getroffen werden. Das menschliche Gehirn neigt dazu, Bekanntes zu suchen und auf dieser Grundlage Urteile zu fällen. Sobald Menschen mit etwas konfrontiert werden, das sie nicht einordnen können oder das aus ihrem gewohnten Rahmen fällt, entstehen Vorurteile und daraufhin häufig Mobbing. Diese Vorurteile basieren auf einem Mangel an Wissen und Angst. Zu diesem Zeitpunkt wurde mir klar, dass ich offenbar etwas falsch machte oder zumindest anders, als man es von mir erwartete. Der Ausdruck „Der Ton macht die Musik", den ich in meinem Leben schon unzählige Male von verschiedenen Personen gehört hatte, erhielt plötzlich eine tiefere, fundamentale Bedeutung.

20. Drogen und Kleptomanie

Im Inneren meines Ichs ein
Flüstern,
das mich mahnt, mich
aufzurichten und zu kämpfen,
meine eigene Natur sich laut
entfaltet,
meine Träume zerstört und
meine Seele spaltet.
In mir tobt ein innerer Krieg,
der mich in seine Wirren zieht.
Zwischen Hoffen und Bangen,
zwischen Freude und Verlangen.
Die Seele zerfällt und verzagt,
des Herzens Wunsch nach Frieden klagt.

Oft habe ich das Gefühl, dass ich anders bin als alle um mich herum, sozusagen ein wahrhaftiges Alien. Es fällt mir schwer, mit Menschen zu interagieren und mich in sozialen Situationen zurechtzufinden. Oft fühle ich mich isoliert und einsam. In meiner Verzweiflung habe ich in der Vergangenheit mit Drogen experimentiert. Ich dachte, dass sie mir helfen würden, meine Ängste und Unsicherheiten zu überwinden und mich besser in die Gesellschaft zu integrieren. Eine meiner damaligen Überzeugungen war die, gewisse Drogen wären die Lösung für meine innere Zerrissenheit. Aber ich wusste auch, dass es falsch war, zu diesen Mitteln zu greifen. Ich wusste, dass ich meine Gesundheit riskierte und meine Familie enttäuschen würde. Aber das Bedürfnis, mich akzeptiert zu fühlen, war stärker als meine Vernunft.

Wie bereits kurz erwähnt, begann ich im Alter von 13 Jahren in der Schule regelmäßig Alkohol zu trinken, da dies eine betäubende Wirkung auf mich hatte. Ich wusste nicht, wie ich den Schulalltag ohne irgendeine Art der Betäubung aushalten sollte. Akzeptanz wurde mir dennoch weiterhin verwehrt. Einige Jahre später, während der elften und der zwölften Klasse, nahm ich Medikamente ein, die mir nicht verschrieben wurden. Ich bekam sie durch eine Bekanntschaft. Ich vertrug sie nicht gut, sodass ich sie während meiner Ausbildung durch Tavor ersetzte. Tavor ist in den Dosen, die ich konsumierte, als ein Betäubungsmittel einzustufen, das schnell süchtig machen kann. Irgendwann verlor ich die Möglichkeit, an dieses Medikament zu kommen, und suchte nach Alternativen.

Wieder ein bis zwei Jahre später versuchte ich es mit Marihuana. Das bewirkte bei mir aber nur das Gegenteil des Gewünschten. Alles wurde noch schneller und intensiver um mich herum, weshalb ich das schnell wieder sein ließ. In der Klinik stellte man mich das erste Mal medikamentös ein und ich erhielt ein beruhigendes Bedarfsmedikament. Obwohl ich mich nie als süchtig wahrgenommen habe, habe ich manchmal noch heute das tiefe Verlangen nach den Substanzen, die ich früher zu mir nahm. Ich würde lügen, wenn ich sagen würde, ich hätte keine Rückfälle gehabt. Noch heute muss ich mich ab und zu bremsen, um nicht erneut in alte Muster zu verfallen. Um mir diese Substanzen zu beschaffen, begann ich zu stehlen.

Kurz bevor ich in die Psychiatrie eingewiesen wurde, spürte ich diesen Drang. Es war, als ob etwas in mir brodelte, eine unerklärliche Unruhe, die mich dazu trieb, Dinge zu nehmen, die mir nicht gehörten. Es fing mit kleinen Dingen an, ein Stift hier, ein Bonbon dort, aber es wurde schnell mehr. Bald stahl ich nicht nur kleine Gegenstände, sondern alles Mögliche, was mir in die Hände fiel. Besonders in schwierigen Lebensphasen verstärkte sich dieser Drang. Wenn ich das Gefühl hatte, dass mir Unrecht widerfuhr, wenn ich mich missverstanden fühlte oder einfach nicht in diese Welt zu passen schien, wurde dieser innere Konflikt unerträglich. Es war, als ob sich etwas in mir aufbaute, das herausgelassen werden musste, und das Stehlen schien eine Möglichkeit zu sein. Das Stehlen bot mir eine seltsame Art der Befriedigung. Für einen kurzen Moment fühlte ich mich gesehen, geschätzt, als ob meine täglichen Anstrengungen endlich belohnt würden. Die gestohlenen Gegenstände waren wie kleine Trophäen, die meine Mühen sichtbar machten, zumindest für mich selbst.

Ich wusste, dass das Stehlen keine Lösung für meine Probleme war, sondern nur ein vorübergehendes Ventil für meinen inneren Konflikt. Trotzdem konnte ich diesen Drang nicht kontrollieren. Es war, als ob etwas Dunkles in mir lauerte, das immer dann hervorkam, wenn ich mich am meisten verloren fühlte.

Ein schlechtes Gewissen empfand ich dabei nicht, denn als autistischer Mensch habe ich Schwierigkeiten, soziale Normen und Signale zu verstehen, einschließlich der Unterscheidung zwischen „meins“ und „deins“. Es fällt mir nicht leicht, klare Grenzen zwischen meinen eigenen Ideen, Gefühlen, meinem Körper und meinem Besitz sowie dem anderer Menschen zu erkennen. Erschwerend kommt hinzu, dass ich nicht in der Lage bin zu realisieren, dass jeder Mensch um mich herum, sogar die Fremden, ein eigenes und eigenständiges Leben unabhängig von meiner direkten Wahrnehmung führen, das genauso komplex ist wie meines. Dies liegt daran, dass mir aufgrund meines Autismus kein Einblick in die Perspektiven anderer Personen möglich ist. Lange Zeit erschien mir mein Verhalten deswegen nicht als falsch. So hat es begonnen, bis es sich verselbstständigte. Es bereitet mir leider zusätzlich Schwierigkeiten, Wertschätzung aus zwischenmenschlichen Beziehungen zu erfahren, weshalb ich möglicherweise verstärkt auf solche Gegenstände fixiert bin.

Ich arbeite daran, das Stehlen in den Griff zu bekommen. In diesem Kontext ist es wohl von Vorteil, dass ich ohnehin kaum allein einkaufen gehe und der Zwang sich nur in Geschäften zeigt. Bis heute ist es meine Herausforderung, aufkommende Impulse umzuleiten, um zu verhindern, dass im schlimmsten Fall die forensische Psychiatrie droht.

21. Spezialinteressen

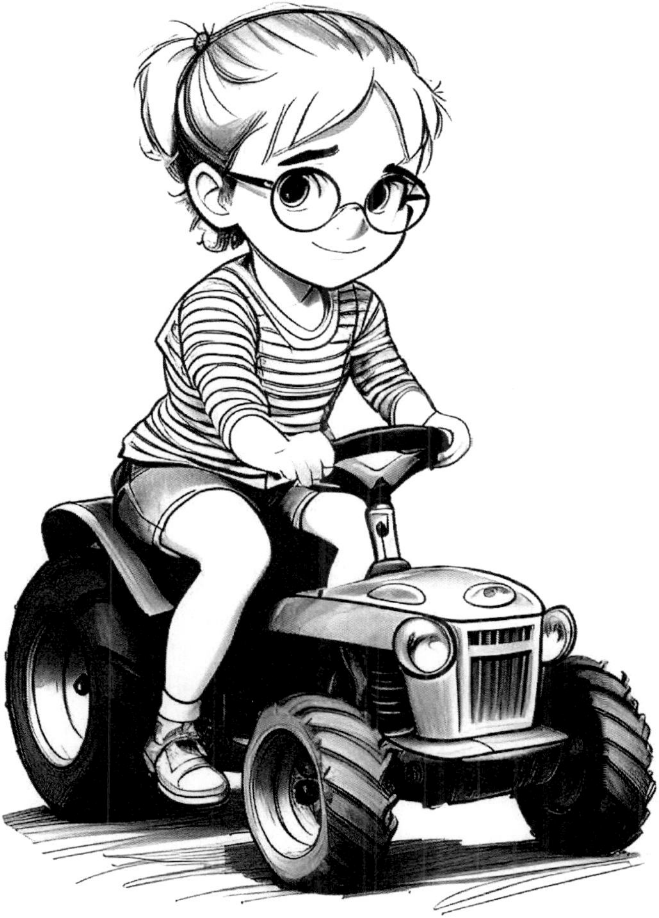

Autisten entwickeln oft Spezialinteressen aufgrund ihrer intensiven Fokussierung, dem Bedürfnis nach Struktur, sensorischen Vorlieben und der Suche nach Bewältigungsstrategien. Diese Interessen bieten eine Möglichkeit, tiefe Kenntnisse zu erlangen, Stress zu bewältigen und positive sensorische Erfahrungen zu schaffen. Die Art dieser Interessen kann individuell stark variieren.

Eines meiner charakteristischsten Merkmale ist mein starkes Interesse an bestimmten Themen, die mich ungemein faszinieren und mir viel Freude bereiten. Wenn ich mich mit einem meiner Spezialinteressen beschäftige, kann ich mich stundenlang darin verlieren, und die Zeit scheint wie im Flug zu vergehen. Ob es sich dabei um Trecker, schwarze Löcher, Tiere oder das Schreiben handelt, ist ganz egal. Solange es mich interessiert, kann ich mich mit großer Hingabe und Detailtreue damit auseinandersetzen.

Für mich sind meine Spezialinteressen auch ein wichtiger Ausgleich zu den Herausforderungen des alltäglichen Lebens. Wenn ich mich mit meinem Lieblingsthema beschäftige, fühle ich mich sicher und geborgen. Ich kann meine Gedanken und meine Kreativität frei entfalten, ohne dass ich mir Sorgen darüber machen muss, wie andere Menschen mich wahrnehmen.

Manchmal kann es allerdings auch schwierig sein, meine Interessen mit anderen zu teilen. Oft stoße ich auf Unverständnis oder Desinteresse, wenn ich über meine Leidenschaften spreche. Das kann sehr frustrierend sein, aber ich versuche immer, einen positiven Blick auf die Dinge zu behalten und mich auf die Menschen zu konzentrieren, die meine Interessen teilen oder zumindest respektieren.

Insgesamt bin ich dankbar für meine Spezialinteressen und die Möglichkeit, mich auf diese Weise auszudrücken und meine Welt zu gestalten. Es gibt mir eine Art von Stärke und Selbstvertrauen, die ich sonst nicht so leicht finden würde. Und wer weiß, vielleicht finde ich ja irgendwann jemanden, mit dem ich meine Begeisterung teilen kann. Bis dahin genieße ich einfach weiterhin meine ganz persönlichen Interessen.

Schon im Alter von drei Jahren kannte ich alle Traktormarken und die meisten Modelle. Ich beobachtete stundenlang, sitzend auf meinem kleinen Trettrecker, wie die Bauern unseres Dorfes mithilfe ihrer Maschinen den Arbeiten auf den Feldern nachgingen. Später weitete sich mein Interesse auf die verschiedenen Pflanzen aus, die dann auf den Feldern wuchsen. Ich sammelte sie und kategorisierte sie.

Mit ungefähr acht Jahren begann ich mich sehr für das Christentum zu interessieren. Glücklicherweise wohnte die Pastoralreferentin unserer Gemeinde nur zwei Häuser weiter. Mama wusste schon längst keine Antworten mehr auf meine sehr spezifischen Fragen, und auch die Informationen aus dem Lexikon reichten mir irgendwann nicht mehr. Die Bibel hatte ich schon gelesen, direkt nach dem Telefonbuch und dem Duden, und so schickte meine Mutter mich immerzu zu unserer Pastoralreferentin, die mir zu meiner Kommunion dann ein neues Buch zu dem Thema schenkte. Damals wie heute lese ich alles, was mir in die Hände kommt. Meine Liebe zu Buchstaben entwickelte sich früh, sodass ich sogar mit den Buchstabennudeln aus meiner Suppe Wörter zu bilden versuchte, als ich noch gar keine richtige Unterhaltung führen konnte. Ich hinterfragte vieles von dem, was ich las auch kritisch. So nutzte ich einen Klassenausflug nach Münster, um mich beim Bistum zu beschweren, warum

Frauen in der katholischen Kirche keine Priester werden dürfen. Interessanterweise hatten die auch keine Erklärung dafür. Ich entfernte mich einfach von der Gruppe und machte mich also allein auf den Weg. Meine Lehrer schienen mein Fehlen nicht bemerkt zu haben. Als zum Ende des Ausflugs am Bus alle Kinder durchgezählt wurden, war ich wieder da.

Überall, wo meine Familie mit mir hinfuhr, war es unbedingt erforderlich, die örtliche Kirche zu besichtigen. Ich wusste über die Bauarten bestens Bescheid und kannte alle Heiligen. Ich hätte mit Sicherheit selbst noch detailliertere Kirchenführungen geben können, wenn da nicht das Problem mit dem Sprechen wäre. Wenn ich aber über meine Interessen monologisieren kann, gelingt mir das Sprechen ganz gut, weil ich keinen Regeln folgen muss, die ich nicht kenne oder nicht verstehe.

Als ich die Schule abschloss, wechselte auch mein Spezialinteresse. Fortan gab es nichts Interessanteres als der Mensch und seine Anatomie und sämtliche Gesundheitsmodelle. Diese Interessen veranlassten mich später auch, in die Krankenpflege zu gehen. Nun sind Kaninchen das A und O. Besonders meine eigenen Kaninchen sind überaus interessant. Ich studiere ihr Verhalten, und wieder weitete sich das Interessensgebiet auf Pflanzen aus, die besonders gut für Kaninchen sind. Es ist sehr interessant zu wissen, wie welche Pflanzen wirken. Alles an Kaninchen ist ganz und gar wunderbar, sodass ich kleine Schleichversionen sammle. Ich liebe es, sie aufzureihen und in Kategorien einzuteilen. Zwischendurch befasse ich mich ebenso intensiv mit dem Verfassen von Texten oder dem Eintauchen in die Welt der Literatur. Ich kann mich auch ganz und gar im Malen und Zeichnen verlieren. Es empfiehlt sich, das Spezialinteresse eines autistischen Menschen in die Berufswahl einfließen zu lassen.

22. Freuden des Lebens

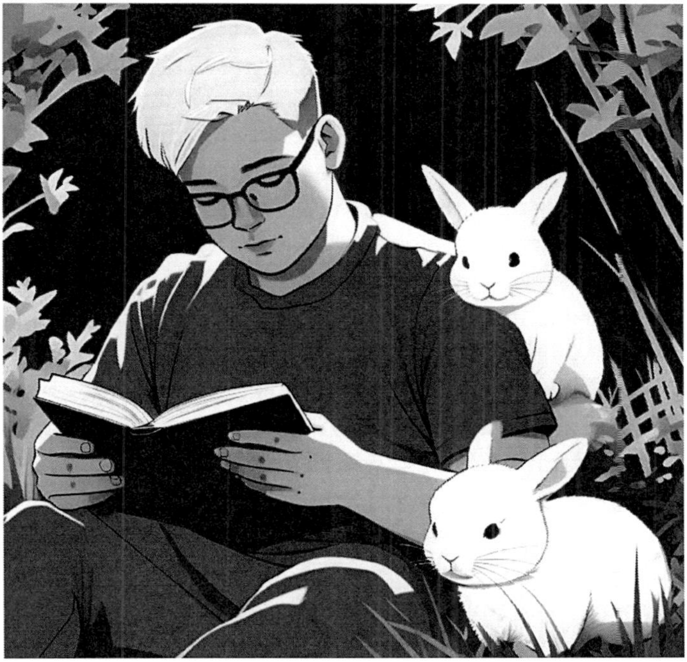

Das Leben mit Autismus birgt zweifellos seine eigenen Herausforderungen, aber es ist genauso wichtig, die einzigartigen Freuden zu erkennen und zu würdigen, die dieses besondere Erleben mit sich bringt.

Eine meiner größten Freuden ist es, in der Natur zu sein. Die außergewöhnliche Wahrnehmung von Sinneseindrücken eröffnet mir eine Welt der Schönheit und Details. Die Ruhe und Schönheit der Landschaft, die Geräusche der Vögel und Tiere um mich herum beruhigen mich und geben mir das Gefühl von Sicherheit und Frieden. Ich liebe es, in den Wald zu gehen und die Bäume zu beobachten, wie sie sich im Wind bewegen, und die Blätter, wie sie im Sonnenlicht funkeln. Ich bemerke auch die kleinen Details in Gebäuden, Umgebungen, Texten und Bildern. Ich kann mich stundenlang damit beschäftigen, Muster an Wänden oder Böden zu betrachten oder die verschiedenen Texturen von Oberflächen zu spüren. Es ist wie eine Entdeckungsreise für meine Sinne. Ich mag Seifenblasen, Sand zwischen meinen Zehen, das Drehen der Windräder, fließendes Wasser, den Geruch von frisch gemähtem Rasen, Wind auf der Haut, Nestschaukeln, Murmelbahnen, Kerzenlicht, den Geruch von Büchern, das Muster von Zahnrädern und wie sie ineinandergreifen und so vieles mehr.

Ein weiteres Vergnügen, das ich sehr schätze, ist Musik. Die Klänge und Rhythmen sprechen zu mir auf eine tiefere Ebene und bringen mich oft in einen meditativen Zustand. Ich kann mich stundenlang in meiner eigenen Welt verlieren, die Noten hören und die Schönheit der Melodien genießen.

Ich liebe es, Zeit mit meinen Haustieren zu verbringen, vor allem wegen der engen Bindung, die wir teilen. Viele Autisten sind durch ihre Authentizität und Ehrlichkeit gekennzeichnet. Das befähigt sie dazu, besonders tiefe und bedeutungsvolle Beziehungen zu führen, die auf Verständnis und Akzeptanz basieren. Meistens gelingt es mir, solche Verbindungen nur mit Tieren einzugehen, da ich sicher sein kann, dass auch sie diese Merkmale besitzen. Die besonderen Verbindungen, die ich zu Menschen aufbaue, sind sehr selten, aber einzigartig und wunderschön. Meistens erlebe ich solche tiefen Verbindungen zu anderen Autisten – Menschen meiner eigenen „Spezies“ sozusagen.

Ich schätze auch die kleinen Dinge im Leben. Ein gutes Essen, eine Tasse Tee oder ein schönes Buch – all diese Dinge bringen mir Freude und lassen mich den Moment genießen. Ich liebe es auch, Zeit mit Menschen zu verbringen, die mir wichtig sind und mit denen ich mich wohlfühle. Ich mag es, einfach in ihrer Gesellschaft zu sein. Ich mag es, wenn man gemeinsam allein sein kann. Diese Art des Zusammenseins nenne ich „Koexistenz“.

Eine weitere Freude, die ich habe, ist das Schreiben. Es ermöglicht mir, meine Gedanken und Emotionen auszudrücken, die ich oft nicht in Worte beziehungsweise Sprache pressen kann. Es gibt mir ein Gefühl der Freiheit und hilft mir, meine Kreativität auszudrücken. Das Schreiben ist mein persönlicher Ausdruck für meine Eindrücke.

Natürlich hege ich auch einen gewissen Stolz für die Fähigkeiten, die mir aufgrund meines Autismus zu eigen sind. Da gibt es beispielsweise diese kleinen Alltagsmomente, in denen mir Dinge spielend leicht gelingen und ich nicht umhin kann zu bemerken, dass das neurotypischen Menschen nicht immer so leichtfällt. Ein amüsantes Beispiel wäre da das eine Mal, als ich, aufgrund meines feinen Gehörs, ganz nebenbei einen Safe geknackt habe. Während manch anderer vielleicht an den mysteriösen Klickgeräuschen verzweifelt wäre, konnte ich mich ganz entspannt meinem eigenen Sherlock-Holmes-Moment hingeben. Dies ist eine der Situationen, die einem ein Lächeln aufs Gesicht zaubern und zeigen, dass die Besonderheiten des Autismus nicht nur humorvoll, sondern auch äußerst praktisch sein können.

23. Synästhesie

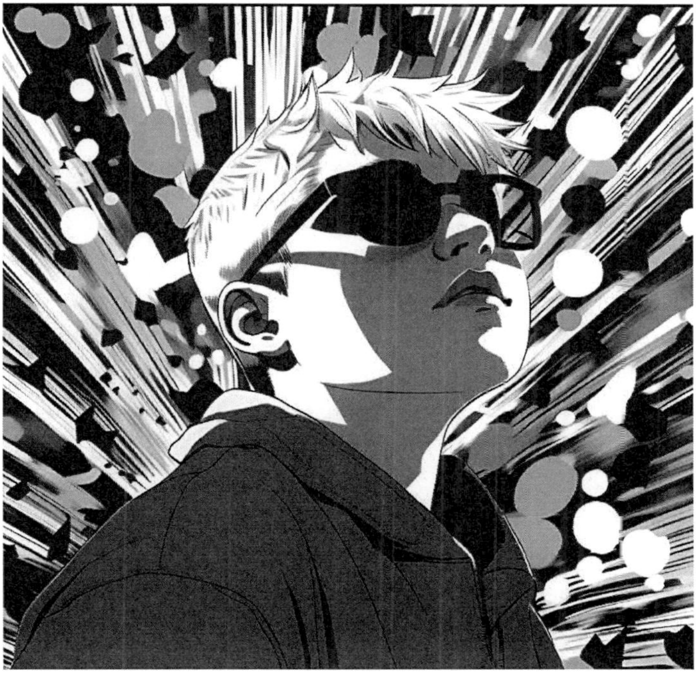

Die Synästhesie zeigt sich durch die außergewöhnliche Verknüpfung von Sinneswahrnehmungen. Autisten mit Synästhesie erleben eine Vermischung ihrer Sinne, sodass zum Beispiel Buchstaben Farben haben oder Klänge Geschmäcker auslösen können.

Ich sehe zum Beispiel Farben in Buchstaben und Zahlen, höre Töne in Formen und fühle Texturen auf eine Weise, die für viele schwer zu verstehen ist. Es ist auch schwer zu erklären, wie es sich anfühlt, wenn ich das Wort „Montag“ höre und gleichzeitig ein starkes Gefühl von 7 empfinde. Oder wenn ich die Zahl „5“ sehe und ein lautes Knallen in meinem Kopf vernehme. Für mich ist es ganz normal, dass Fünfen zum Beispiel laut und rot sind, Vieren rund, grün und freundlich, Neunen lila und die Sieben gelb und frech.

Wenn ich Musik höre, sehe ich Farben, Formen und Bewegungen vor meinem inneren Auge. Jeder Ton hat eine spezifische Farbe und jede Melodie hat eine einzigartige Form. Manchmal fühle ich sogar, dass ich durch eine bestimmte Melodie oder einen bestimmten Klang in eine bestimmte Umgebung transportiert werde. Personen sind manchmal sogar mit Farben, Mustern, Buchstaben oder Zahlen verknüpft. Mein Bruder ist die 31. Meine Therapeutin ist grün, was toll ist, denn sie trägt fast täglich etwas Grünes an sich. Wenn ich Wörter oder Sätze lese, kann ich auch ihre Farben und Formen sehen.

Die Synästhesie kann ziemlich überwältigend sein, besonders wenn ich mich in einer überstimulierenden Umgebung befinde oder gestresst bin. Helligkeit empfinde ich beispielsweise immer gleichzeitig als laut, und die „Farbe“ Weiß verursacht sogar Schmerzen. Aber es ist auch eine wunderbare Art und Weise, die Welt zu erleben und zu verstehen. Meine Synästhesie hilft mir, Zusammenhänge und Muster zu erkennen, die anderen möglicherweise entgehen würden.

24. Objektbezogenheit

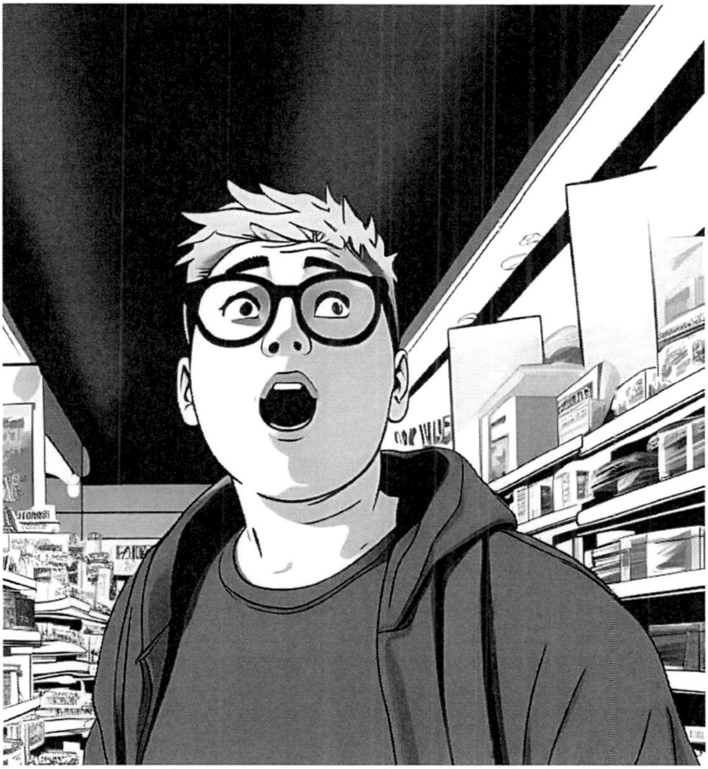

Autisten haben oft bestimmte Lieblingsgegenstände, die ihnen total wichtig sind, und das hat so seine Gründe. Zum Beispiel können sie sich ganz intensiv für bestimmte Themen interessieren und voll darin eintauchen. Manchmal tut es einfach gut, in einer überwältigenden Welt etwas in der Hand zu haben, worauf man sich verlassen kann – so ein bisschen wie ein persönlicher Ruhepol.

Einige Autisten sind richtig empfindsam für Dinge, die sie anfassen oder riechen können. Da sind dann bestimmte Texturen oder Gerüche besonders toll. Und wer braucht schon viele Worte, wenn ein Gegenstand genau das ausdrückt, was man fühlt? Das mit der Fixierung kann also auch so eine Art von persönlichem Ausdruck sein.

Routinen und Struktur sind für viele Autisten wichtig, da gibt es dann auch den Lieblingsgegenstand, der da einfach dazugehört – so wird jeder Tag ein bisschen einfacher. Wichtig zu sagen ist, dass nicht alle Autisten so eine Fixierung haben, und wenn doch, hat jeder seine ganz eigenen Gründe dafür.

Meine Objektbezogenheit wird bei genauerem Studium dieses Buches eindeutig. Wenn ich von meinem Leben erzähle, berichte ich von Orten und Gegenständen. Diese fallen mir mehr auf und bleiben im Gedächtnis, im Gegensatz zu Personen. Im Kindergarten war es zum Beispiel das Aquarium oder das Bällebecken. Bei der Beerdigung meiner Tante faszinierten mich die aufploppenden Regenschirme.

Es gibt Dinge, die mich einfach magisch anziehen und von denen ich mich nur schwer lösen kann. Ich entnehme den Dingen eine spezifische Art des Verweilens. Für andere Menschen mag das seltsam oder unverständlich wirken, aber für mich sind diese Gegenstände von unschätzbarem Wert. Ich reagiere so auf runde oder sich drehende Dinge. Bälle, Räder, Rauchmelder und Windräder ziehen mich unter anderem in ihren Bann.

Ich denke, dass meine Fixierung auf Gegenstände mit meiner Art der Wahrnehmung zusammenhängt. Wenn ich beispielsweise einen Igelball in die Hand nehme, fühle ich jeden Aspekt davon – das Gewicht, die Textur, die Form. Ich kann mich sehr lange damit beschäftigen, ihn zu untersuchen und zu studieren, als ob ich ihn zum ersten Mal sehen würde.

Darüber hinaus finde ich es oft schwierig, mich auf soziale Interaktionen einzulassen. Vertraute Gegenstände können in solchen Situationen eine Art „Anker" darstellen, der mir hilft, mich in einer Welt, die oft verwirrend und unvorhersehbar ist, sicherer zu fühlen. Wenn ich einen vertrauten Gegenstand in der Hand halte, kann ich mich darauf konzentrieren, und dadurch fühle ich mich weniger überfordert von der Welt um mich herum. Gleichzeitig können Gegenstände auch eine Quelle der Freude sein. Als ich noch ein Kleinkind war, spielten Mama und ich nach dem Einkaufen im Auto immer ein Spiel. Meine Mutter gab mir einen neu erworbenen Gegenstand, wie etwa einen Laib Brot. Ich befasste mich dann mehrere Minuten damit, bis ich den nächsten Gegenstand einforderte mit dem Wort „Neu!". Irgendwann lag der gesamte Einkauf bei mir auf der Rückbank.

Allerdings gibt es auch Nachteile meiner Objektbezogenheit. Manchmal fühle ich mich von Dingen so sehr angezogen, dass ich Schwierigkeiten habe, mich auf andere Sachen zu konzentrieren, die wichtig wären. Zum Beispiel kann es schwierig sein, Aufgaben zu erledigen, wenn ich von einem bestimmten Gegenstand abgelenkt werde. Es kann auch gefährlich sein. Meine Wohnbetreuerin konnte meine Hand gerade noch vor dem kochenden, fließenden Wasser retten. Der Straßenverkehr ist leider meistens auch nicht so interessant wie etwa der Cent, der da auf dem Asphalt liegt. Da kann es schon mal passieren, dass ein autistischer Mensch einfach drauflosrennt, um beispielsweise diesen Cent aufzuheben.

25. Stress und Entspannung

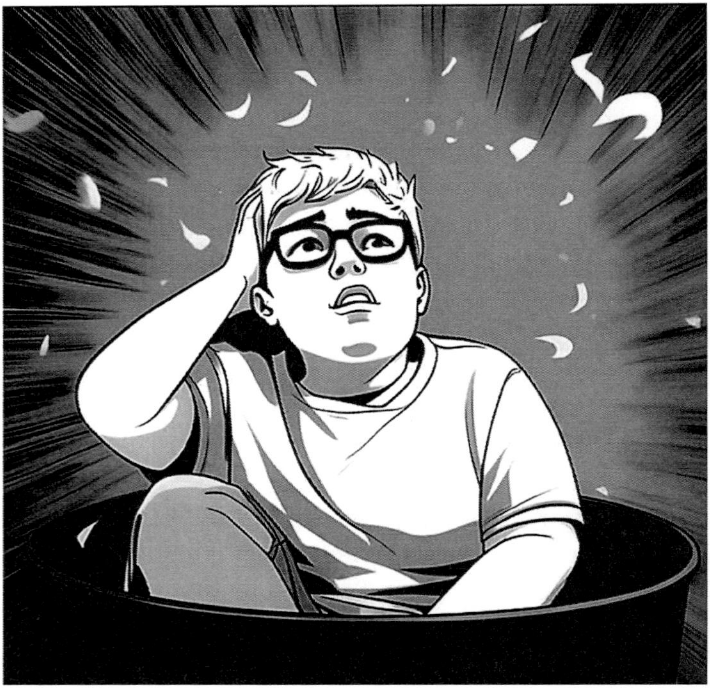

Als Autist sind Herausforderungen an der Tagesordnung, insbesondere in einer Welt, die oft überwältigend wirkt. Reizüberflutung führt regelmäßig zu anhaltendem Stress. Das Bestreben, soziale Normen zu verstehen, bringt emotionale Erschöpfung mit sich. Vielleicht erfordert eine soziale Regel auch eine Fähigkeit, die der autistische Mensch gar nicht besitzt. Man muss zum Beispiel beim Händeschütteln körperliche Nähe zu anderen aushalten können, was für viele Autisten sehr schwer oder gar schmerzhaft sein kann. Der Rückzug in Spezialinteressen oder ruhige Orte fungiert als Bewältigungsstrategie. Das Unverständnis und die mangelnde Sensibilität der sozialen Umgebung verschärfen das Leid. Die Anpassung an eine nicht-autistische Welt sorgt für fortwährenden Stress. Autisten sind in allen Lebensbereichen immer ganz erheblichem Stress ausgesetzt. Trotzdem gibt es in der Einzigartigkeit des Autist-Seins Momente der Schönheit und Tiefe, die diesen Weg begleiten.

Stress kann in meinem Leben also sehr schnell aufkommen. Geräusche, starke Gerüche, überfüllte Räume oder soziale Interaktionen können eine enorme Belastung für mich darstellen. Was für andere Menschen als alltäglich oder harmlos erscheint, kann mich übermannen und meine Fähigkeit zur Verarbeitung beeinträchtigen. In solchen Momenten fühle ich mich oft wie in einem Sturm gefangen, in dem ich mich nicht mehr orientieren kann.

Um mit Stress umzugehen und mich zu entspannen, habe ich im Laufe der Zeit verschiedene Strategien entwickelt. Eine entspannte psychische Situation kann es mir nämlich ermöglichen, viel mehr zu leisten als in Anspannung und Angst. Ein wesentlicher Bestandteil meiner Entspannung ist die Schaffung einer ruhigen und strukturierten Umgebung. Ich fange dann manchmal an, Dinge zu sortieren oder aufzureihen. Das fühlt sich an, als ob jemand mein Gehirn streichelte. Ich passe die Außenwelt meinen Bedürfnissen an, ich verleihe ihren Gegenständen und Situationen die mit meinen Bedürfnissen korrespondierenden Bedeutungen. Dieses Verhalten geschieht unbewusst und gibt mir das Gefühl von Kontrolle. Ich ziehe mich auf eine Art Ordnungsinsel zurück, wenn ich es brauche, und das ist fast permanent der Fall. Wenn ich einen Ort habe, an dem ich mich sicher und wohlfühle, kann ich mich besser beruhigen. Das kann mein eigenes Zimmer sein, es kann aber auch bedeuten, dass ich mich draußen in der Natur bewege, wo ich die Ruhe und Schönheit der Umgebung genießen kann fernab von Menschen und Straßen, denn egal wie oft ich von Menschen zurückgewiesen werde, in der Natur bin ich immer willkommen.

Eine weitere wichtige Methode, um Stress abzubauen, ist das Finden von Aktivitäten, die mich glücklich machen und bei denen ich mich entspannen kann. Für mich bedeutet Entspannung das Eintauchen in ein Puzzle oder Rätsel, das sanfte Schaukeln auf einer Nestschaukel oder das gemeinsame Zeitverbringen mit meinen Kaninchen im Garten. Diese Aktivitäten erlauben es mir, meinen Fokus auf etwas Positives zu lenken. Dabei ist allerdings ebenfalls dringend darauf zu achten, dass ich mich nicht überfordere, weil ich mir nicht selbst genüge oder weil etwas nicht so ist, wie ich es haben möchte. In diesen Momenten ist wohl die Zeit reif anzuerkennen, dass Stress nicht immer so schnell das Weite sucht. Manchmal benötige ich einfach meinen eigenen kleinen Rückzug, um meine Energiereserven wieder aufzuladen. Das bedeutet, dass ich mich gerne mal in meine Regentonne verziehe – grün, eng, rund und dunkel, so wie ich es mag..

Schon als Kind habe ich das Sandkastenspielzeug aus einer roten Tonne gekippt und mich da hineingesetzt. Die Enge dort hat irgendwie eine beruhigende Wirkung auf mich. Wissenschaftlich lässt sich dieses Phänomen wie folgt erklären. Diese Enge wirkt durch Druck auf die Propriozeptoren, die wiederum Signale an das zentrale Nervensystem senden. Die Stimulation der Propriozeptoren, sei es durch die Gewichtsdecke oder eben durch die umhüllenden Wände der Tonne, trägt dazu bei, das propriozeptive System zu regulieren. Dies kann positive Auswirkungen auf die Körperwahrnehmung und Stressreduktion haben. Manchmal fühlt es sich fast so an, als würde ich mich nach einer Extra-Portion Geborgenheit im Mutterleib zurücksehnen. Gelegentlich kann es auch wohltuend sein, auf bewährte Entspannungstechniken wie Atemübungen zurückzugreifen, um innerlich zur Ruhe zu gelangen. Meine Wohnbetreuerin empfiehlt mir oft, mir Kerzen vorzustellen und sie dann symbolisch auszupusten. Durch ihre Hilfe konnte ich diese Technik klar visualisieren und erfolgreich in meinen Alltag integrieren. Anhaltender Stress zeigt sich bei mir rasch durch Symptome wie Magenschleimhautentzündungen, Übelkeit oder Hautausschläge. In solchen Momenten reflektiere ich gemeinsam mit meinem Unterstützungssystem meine aktuelle Situation, um notwendige Veränderungen zu identifizieren, gegebenenfalls auch unter Berücksichtigung medikamentöser Ansätze.

26. Redewendungen und Sprichwörter

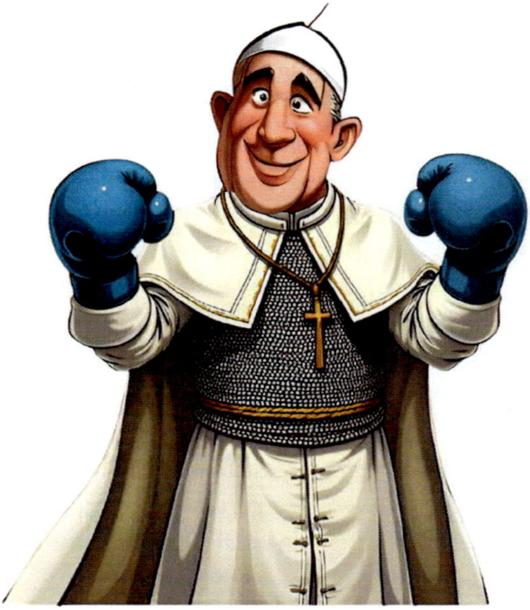

Die Redewendung „Da boxt der Papst im Kettenhemd“ bedeutet, dass viel los ist oder es in einer Situation sehr turbulent zugeht. Sie wird verwendet, um lebhafte, chaotische oder aufregende Momente zu beschreiben. Die Vorstellung vom Papst im Kettenhemd beim Boxen ist humorvoll und absurd, was das Ausmaß des Trubels oder der Hektik betonen soll.

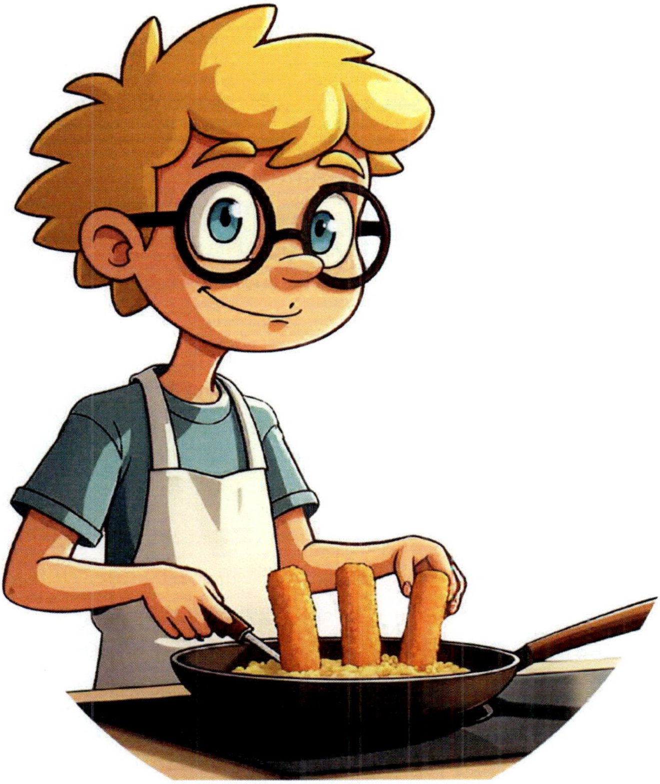

Auf der Verpackung der Fischstäbchen stand: „Die Fischstäbchen von allen Seiten 4-6 Minuten anbraten."

In diesem schillernden Sprachenuniversum bin ich wohl eher ein Außerirdischer, der versucht, sich in einem Sprachkurs für Erdlinge zurechtzufinden. Man sagt mir, ich solle „über den Tellerrand schauen", aber ehrlich gesagt, sehe ich da nur den Tisch. Wenn jemand meint, „seinen Senf dazugeben“ zu müssen, frage ich mich, ob das nicht etwas zu viel Würze für die ohnehin schon bunte Sprachsuppe ist. Vielleicht sollte man lieber „die Kirche im Dorf lassen“ und nicht versuchen, den „boxenden Papst im Kettenhemd“ zu entlarven – schließlich hat er sicher seine Gründe für diese ungewöhnliche Garderobe. Man sagt mir, ich solle „die Flinte ins Korn werfen“, aber mir fällt ein, dass ich gar keine Flinte besitze. Vielleicht sollte ich lieber „das Handtuch werfen“, das besitze ich wenigstens. Und eine Spiderapp ist übrigens gar nicht im AppStore zu finden.

Diese sprachlichen Eigenheiten können für mich sehr verwirrend sein und zu unerwarteten Interpretationen führen. Wenn ich Kartoffeln aufsetzen sollte, trug ich sie als Hut. Augen im Hinterkopf waren nur logisch, da der visuelle Kortex sich im Occipitallappen, also im Bereich des Hinterkopfs, befindet und dort die visuellen Daten verarbeitet werden. Wenn Mitmenschen mehr im Selbstgespräch zu sich sagten: „Warte mal, ich muss noch eben …“, blieb ich auf der Stelle stehen, um zu warten.

Ich war sogar ziemlich enttäuscht, als ich mit 22 Jahren während meines Aufenthalts im Berufsbildungswerk einer Großstadt erfahren musste, dass sich Bürgersteige nicht hochklappen lassen. Ich bin lange wach geblieben, um den Moment des Hochklappens nicht zu verpassen. Ich malte mir aus, dass nachts große Kehrmaschinen eine breitere Straße benötigen würden, und dass deshalb die Bürgersteige hochgeklappt werden müssten. Solch eine Technologie würde sich bei uns auf dem Dorf nicht lohnen, dachte ich. Wir haben nicht so viel Müll und bräuchten keine solchen Kehrmaschinen. Deshalb nahm ich nun die Großstadt genau unter die Lupe. Müde und enttäuscht hörte ich einer Erzieherin am nächsten Tag zu, wie sie mir die Bedeutung der Redewendung erklärte. Die Redewendung „Die Bordsteine hochklappen“ wird im übertragenen Sinne verwendet und bedeutet, dass sich eine Stadt oder ein Ort zu einer bestimmten Zeit am Abend oder in der Nacht in einen ruhigen oder inaktiven Zustand verwandelt. Oft wird sie verwendet, um zu beschreiben, dass es in einer bestimmten Gegend nachts wenig Aktivität oder Unterhaltung gibt.

Ich besitze nun ein Buch über Sprichwörter und Redewendungen und ihre Herkunft. Das lernte ich mehr oder weniger auswendig, und mich verwundert noch immer, dass Leute solche Sätze gefühlsmäßig richtig verwenden können, ohne ihre Herkunft zu kennen. Ich erkläre ihnen dann gerne die Fakten, die hinter solchen Aussagen stecken. Oft wollen sie das aber gar nicht wissen. Das ist doch alles rätselhaft. Gespräche an einem runden Tisch müssen gar nicht an einem runden Tisch geführt werden, und die meisten Menschen wollten auf die Frage „Warum, warum, warum ist die Banane krumm?“ gar keine richtige Antwort, obwohl ich mir dieses Phänomen schon in sehr jungen Jahren selbst erklären konnte und ich auf meine neu gewonnene Erkenntnis besonders stolz war. Ich habe es jedem erzählt, ganz unabhängig davon, ob sie gefragt hatten oder nicht.

Ein besonders lehrreiches Erlebnis war, als ich zu einem Patienten, dem ein Bein amputiert worden war, sagte, er solle bald wieder auf die Beine kommen. Normalerweise erwies sich diese Redewendung als unproblematisch, jedoch wurde ich in diesem speziellen Fall von dem Patienten darauf hingewiesen, dass sie hier unangemessen war. Die Sprache ist sehr verwirrend. Meine Wohnbetreuerin sagte immer, sie würde unglaublich gerne mit mir zusammenarbeiten. Als sie ihre Arbeitsstelle wechselte, um sich neu zu orientieren, verstand ich nicht, weshalb ich sie nicht mehr wöchentlich treffen konnte. Ich sah sie als meine Kollegin. Nach der Kündigung traf sie sich mit ihren ehemaligen Kollegen, wie ich ihren Erzählungen entnehmen konnte. Ich war total verwirrt, weshalb sie mich nicht traf. Außerdem war sie für mich nur existent, wenn sie mit mir zusammen war, was ich an anderer Stelle im Buch erkläre.

Aufgrund meiner Neigung, Sprache auch ohne Beachtung des Kontextes zu nutzen, und meiner Schwierigkeiten mit geistiger Flexibilität finde ich es herausfordernd, Sprichwörter und Redewendungen zu verstehen und zu übertragen. Dieses Problem erstreckt sich auch auf das Anwenden von Regeln, da sie in einem bestimmten Kontext gelten, aber nicht automatisch auf jeden anwendbar sind, oder eben doch auf jeden anwendbar sind und immer gelten. Wie soll man da den Durchblick behalten?

Es ist wichtig zu verstehen, dass Autisten nicht absichtlich „doof" agieren; sie nehmen die Welt auf eine ganz spezielle Weise wahr. Gleichzeitig sind sie nicht absichtlich ungehorsam; es ist wahrscheinlicher, dass sie eine Regel wirklich nicht kannten oder verstanden. Manchmal ist das Sprachverständnis von Autisten so eingeschränkt, dass sie das Gesagte nur in dem Kontext verstehen, in dem sie es zu einem bestimmten Zeitpunkt erlernt hatten. Daher ist es hilfreich zu wissen, in welchem Zusammenhang er oder sie diese Worte kennengelernt hat, denn dann besteht die Chance, die Verwirrung des autistischen Menschen zu verstehen und gegebenenfalls zu schmälern.

Autisten sind, wie bereits bekannt, kontextblind. Doch um das Phänomen vollständig zu verstehen, müssen wir zwischen Kontext und Kotext unterscheiden.

- *Kontext* umfasst alle außersprachlichen Faktoren, die das Verständnis einer Äußerung beeinflussen. Dazu gehören die Situation, in der etwas gesagt wird, die Mimik und Gestik des Sprechers, soziale Regeln oder kulturelle Hintergründe.
- *Kotext* hingegen beschreibt den sprachlichen Zusammenhang eines Wortes oder Satzes. Er umfasst die vorangehenden und nachfolgenden Wörter und Sätze, die grammatikalische Struktur sowie die stilistischen und rhetorischen Mittel, die das Verständnis beeinflussen.

Normalerweise ergänzen sich Kotext und Kontext und helfen dabei, die Bedeutung einer Aussage zu entschlüsseln. Besonders deutlich wird das bei Redewendungen und Sprichwörtern, da sie oft nicht wörtlich gemeint sind. Eine kontext- und kotextblinde Person könnte eine Wendung wie „*Da liegt der Hund begraben*“ buchstäblich verstehen und sich fragen, wo genau ein Hund vergraben wurde, anstatt zu erkennen, das damit der Kern eines Problems gemeint ist. Diese Art der Wahrnehmung führt zu Missverständnissen, insbesondere wenn Sprache nicht direkt und eindeutig ist. Ironie, Metaphern oder indirekte Anspielungen sind schwer zu entschlüsseln, weil sie oft aus dem Zusammenspiel von Kotext und Kontext ihre eigentliche Bedeutung beziehen. An diesem Beispiel können Sie erkennen, wie man aus dem Kotext einen Text verstehen kann:

„Heute war ich im Branz und wollte mir eine Fläse kaufen. Es war ziemlich dranzig, weil viele Leute flunsten. Ich brunzte eine Weile, bis ich endlich an der Reihe war. Als ich gerade zahlen wollte, grunzte jemand hinter mir und wrumpste sich vor. Die Verkäuferin plurfte kurz, dann drümelte sie mich an und sagte, dass ich zuerst dran wäre. Der Mann schnorzte, aber klimpte dann zurück. Ich fand das ziemlich flanzig, aber am Ende hatte ich meine Fläse und zwurfte nach Hause." Obwohl viele Wörter ersetzt wurden, bleibt die Handlung durch Kotext und Kontext verständlich:

- „Heute war ich im Branz" – Da später von einer Schlange und Zahlen die Rede ist, ist Branz wahrscheinlich ein Geschäft oder Supermarkt.
- „wollte mir eine Fläse kaufen" – Fläse ist vermutlich eine Ware, vielleicht Essen oder ein Alltagsprodukt.
- „Es war ziemlich dranzig, weil viele Leute flunsten" – Dranzig beschreibt eine Atmosphäre, vielleicht „voll" oder „anstrengend" und flunsten könnte „herumliefen" oder „wuselten" bedeuten.
- „Ich brunzte eine Weile" – Brunzte könnte „wartete" heißen.
- „Als ich gerade zahlen wollte, grunzte jemand hinter mir und wrumpste sich vor" – Grunzte könnte „murmelte etwas" oder „machte ein Geräusch" bedeuten, und wrumpste sich vor meint wahrscheinlich „drängelte sich vor".
- „Die Verkäuferin plurfte kurz" Plurfte könnte ,,überlegte", ,,schaut ihn an" oder „räusperte sich" bedeuten.
- „Dann drümelte sie mich an" – Drümelte könnte „nickte mir zu" oder „sprach mich an" heißen.
- Der Mann schnorzte, aber klimpe dann zurück" – schnorzte könnte „brummte" oder „protestierte" bedeuten, und klimpte zurück, heißt vielleicht „ging wieder nach hinten".

- „Ich fand das ziemlich flanzig, aber am Ende hatte ich meine Fläse und zwurfte nach Hause" – Flanzig könnte „unangenehm" oder „komisch" heißen, zwurfte nach Hause bedeutet wohl „ging nach Hause".

Ein Mensch mit Kotextblindheit könnte Schwierigkeiten haben, diese Begriffe aus dem sprachlichen Zusammenhang zu erschließen. Er würde die Wörter isoliert betrachten und möglicherweise nicht verstehen, dass wrumpste sich vor für vordrängeln steht.

Jemand mit Kontextblindheit hätte zusätzlich Probleme, weil er nicht aus der Alltagserfahrung schließen könnte, dass das Warten an der Kasse ein sozialer Ablauf ist, bei dem man nicht einfach vordrängeln sollte.

Diese Schwierigkeiten zeigen sich auch bei Redewendungen. Wenn jemand sagt „Ich habe den Fader verloren", braucht es Kotext und Kontext, um zu erkennen, dass damit gemeint ist, nicht mehr zu wissen, was man sagen wollte – und nicht, dass tatsächlich ein Faden verschwunden ist.

Autisten sind keineswegs weniger intelligent oder unfähig, Sprache zu verstehen. Der Unterschied liegt vielmehr in der Art und Weise, wie sie Sprache verarbeiten. Für neurotypische Menschen – also für diejenigen ohne Autismus – passiert das Verstehen von Sprache oft automatisch und unbewusst. Sie nehmen gar nicht wahr, wie sie unbekannte Wörter aus dem Kotext ableiten oder Redewendungen ohne weiteres nicht wörtlich nehmen. Ihr Gehirn verknüpft blitzschnell Informationen aus dem Kotext (dem sprachlichen Zusammenhang) und dem Kontext (der Situation, in der die Kommunikation stattfindet) und gelangt so mühelos zur richtigen Bedeutung.

Autisten hingegen müssen diese Verknüpfungen aktiv und bewusst herstellen, weshalb ich neben einer Kontextblindheit auch eine Kontextblindheit bei Autismus für möglich halte. Sie verstehen die Bedeutung von Wörtern und Sätzen nicht weniger gut, aber sie tun dies auf eine andere Weise: Sie müssen sich die Bedeutung jedes Wortes genau überlegen, indem sie sich fragen: ‚Was bedeutet dieses Wort in diesem speziellen Satz?', ‚Hat es eine übertragene Bedeutung?', ‚Welche Erfahrungen oder Muster kenne ich, die mir helfen, das zu verstehen?' Dieser Prozess ist vergleichbar mit dem Lernen einer Fremdsprache, bei dem jedes Wort und jede Bedeutung erst durch bewusste Analyse zugänglich wird. So anstrengend dieser Prozess auch sein mag, er ist nicht unmöglich. Doch im Vergleich zu neurotypischen Menschen, bei denen dieser Zusammenhang unbewusst und fließend geschieht, verlangt er von Autisten eine kontinuierliche, bewusste Anstrengung.

27. Soziale Medien

Menschen lernen in erster Linie durch die Interaktion mit ihrer sozialen Umgebung. Für Autisten spielt jedoch die zwischenmenschliche Ebene eine untergeordnete Rolle. Sie sind durch ihren Autismus oft so stark auf sich selbst oder auf bestimmte Gegenstände bezogen, dass sie schlechter von anderen lernen können. Dadurch fehlt es ihnen an der Fähigkeit, die sozialen Interaktionen und Verhaltensweisen anderer Menschen zu erkennen und zu verstehen. Wenn jemand die Menschen um sich herum ablehnt oder nicht versteht, kann er auch nichts von ihnen lernen. Glücklicherweise ist Lernen nicht ausschließlich auf die soziale Interaktion beschränkt. Es gibt auch andere Quellen des Lernens wie zum Beispiel Bücher, Medien, Online-Ressourcen und persönliche Erfahrungen. Der Zugang zu vielfältigen Lernmöglichkeiten kann dazu beitragen, Wissen und Verständnis zu erweitern, unabhängig von der Reaktion der sozialen Umwelt. Für viele Menschen ist der Medienkonsum nur eine Form der Unterhaltung, für mich ist er jedoch viel mehr als das. Er ist eine Möglichkeit, mich mit anderen Menschen zu verbinden und zu lernen, wie sie die Welt sehen. Filme, Bücher, Musik und soziale Medien sind Fenster in die Gedanken und Gefühle anderer Menschen und sie helfen mir, ihre Erfahrungen nachzuvollziehen.

Schon damals vor dem alten Röhrencomputer meiner Eltern spielte ich Spiele, die mir halfen, Alltagskompetenzen zu erlernen. Ich liebte das Spiel „Max und Marie gehen einkaufen“. Einige Jahre später entdeckte ich das Spiel „Sims 4“. Man konnte Häuser und Personen erstellen und ihre Leben lenken. Weil die zwischenmenschlichen Beziehungen der

Charaktere im Spiel teilweise zu komplex für mich waren, beschränkte ich mich mehr oder weniger auf das Bauen von Häusern.

Mit zwölf Jahren durfte ich mir Facebook einrichten. Ich konnte meine Eltern mit einem ausführlichen handgeschriebenen Aufsatz überzeugen, da ich eigentlich noch etwas zu jung war. Schriftlich konnte ich mich schon immer besser verständigen, und Facebook lud mich in die Welt des Chattens ein. Es war wie telefonieren, ein Austausch mit anderen Menschen, nur ganz ohne seltsame Redepausen und den Stress, den ich beim Telefonieren noch heute empfinde. Wer spricht wann und wieso geschieht alles so schnell? Ich hatte nun genügend Zeit zum Nachdenken geschenkt bekommen.

Medien bieten eine gewisse emotionale Distanz, die für mich hilfreich ist. Durch diese Distanz kann ich mich in meinem eigenen Tempo mit sozialen Situationen auseinandersetzen oder sie jederzeit beenden. Im Alter von 14 Jahren bekam ich mein erstes Handy. Es konnte nicht viel, aber SMS schreiben ging. Heutzutage ist das Handy ein alltäglicher Begleiter der meisten Menschen. Schon lange vor meiner Diagnose installierte ich eine App, die Text in Lautsprache übersetzte. So konnte ich mich in Notfallsituationen verständigen. Mittlerweile besitze ich einen Talker, das ist eine Art Tabletcomputer, der eben genau diese Funktion übernimmt und es mir vereinfacht zu kommunizieren. Technik und Internet helfen mir, mich verständlich zu machen und Kontakt zu Mitmenschen herzustellen.

Filme zeigen mir, wie Menschen sich beim Sprechen bewegen. Ich übernahm etliche Verhaltensweisen aus Filmen und Serien, und auch Sprechmelodien kopierte ich. Ich wurde dennoch weiterhin als seltsam angesehen, da mein

Verhalten nun künstlich und übertrieben wirkte. Ein deutliches Beispiel dafür war meine Betonung von Marken und bekannten Unternehmen, die ich genauso aussprach, wie es in ihrer Werbung üblich war. Ich habe festgestellt, dass ich oft mehr aus sozialen Medien, Spielen und Filmen lerne als aus direkten sozialen Interaktionen. Dieses könnte mehrere Gründe haben. Eine Hauptursache ist die strukturierte Darstellung in Medien wie Filmen und Spielen. Unvorhersehbare soziale Situationen im realen Leben fallen mir schwer, aber Medien bieten klare Strukturen. Inszenierte Szenen ermöglichen mir, soziale Muster zu erkennen und zu analysieren. Das verbessert meine sozialen Fähigkeiten und mein Verständnis für zwischenmenschliche Interaktionen. Cartoons sind dabei besonders hilfreich, da Charaktere und ihre Mimik leichter zu erkennen sind. Automatisches Heranzoomen lenkt meine Aufmerksamkeit auf das Wesentliche und verhindert, dass ich in Details untergehe.

Zusätzlich bietet mir die Wiederholungsfunktion in Medien die Möglichkeit, Szenen und Interaktionen so oft zu wiederholen, wie ich möchte. Ich kann Situationen pausieren, zurückspulen und erneut betrachten, um sie besser zu verstehen. Diese Wiederholungen und die damit verbundene Kontrolle erlauben es mir, mich auf zwischenmenschliche Beziehungen zu konzentrieren, nonverbale Signale zu erkennen und soziale Konzepte besser zu erfassen. Es bereitet mir Freude, bereits bekannte Filme und Spiele immer wieder zu erleben. Mir fehlen keine Fortsetzungen oder zahlreiche Level. Alles zu kennen, macht die Erfahrung für mich umso schöner.

Eine bemerkenswerte Eigenschaft der Medien besteht darin, dass sie eine kontrollierte Umgebung bieten. Lesen bereitet mir so viel Freude, weil ich die Kontrolle darüber habe, wie viele Reize auf mich einströmen. Ich kann die Geschwindigkeit und die Menge selbst bestimmen. Mir bietet sich eine Mischung aus Bei-sich- und Außer-sich-Sein, ein Zustand höchster Wachheit und ruhiger Entspannung. Das Außer-sich-Sein wird durch das In-sich-Gehen aufgehoben. Hier kann ich meine sozialen Fertigkeiten in einem geschützten Rahmen erproben ohne die Befürchtung vor Zurückweisung oder Missverständnissen. Dank verschiedener Medien habe ich das Gefühl, in gewisser Weise Teil der Gesellschaft zu sein. Ausgetrickst der Alltag und der Nützlichkeitswahn. Mit der Zeit habe ich gelernt, Parallelen zwischen realen sozialen Situationen und Szenen aus Cartoons zu ziehen. Ständig nutze ich Passagen aus Serien wie zum Beispiel „Spongebob Schwammkopf", um mein Verständnis und meine Interaktionen zu bereichern. Meine Versuche der Verbindung zu anderen mögen zuweilen überzeichnet und unnatürlich erscheinen, doch sie sind Schritte in Richtung der anderen, und das hat seinen eigenen Wert. Es ist daher nicht verwunderlich, dass einige Seelen, die das Spektrum des Autismus bewohnen, sich in den unendlichen Weiten der virtuellen Welt verlieren. Doch Pausen von dieser Welt, als Regularität und Regulator, sind unverzichtbar. Wenn es keine zeitliche Beschränkung gibt, neigen Autisten dazu, nicht mehr davon loslassen zu wollen. Es ist wichtig, eine Regel dazu aufzustellen, wie lange sie sich damit befassen dürfen.

Die reale Begegnung mit autistischen Menschen wird erst möglich, wenn sie sich dazu bereit fühlen, die Türen ihrer inneren Welt zu öffnen. Hier möchte ich besonders jene Menschen hervorheben, die durch ihre außergewöhnliche Geduld, Hingabe und Anerkennung meiner Interessen in der Lage waren, ab und zu einen Blick in meine Welt zu werfen.

28. Essen

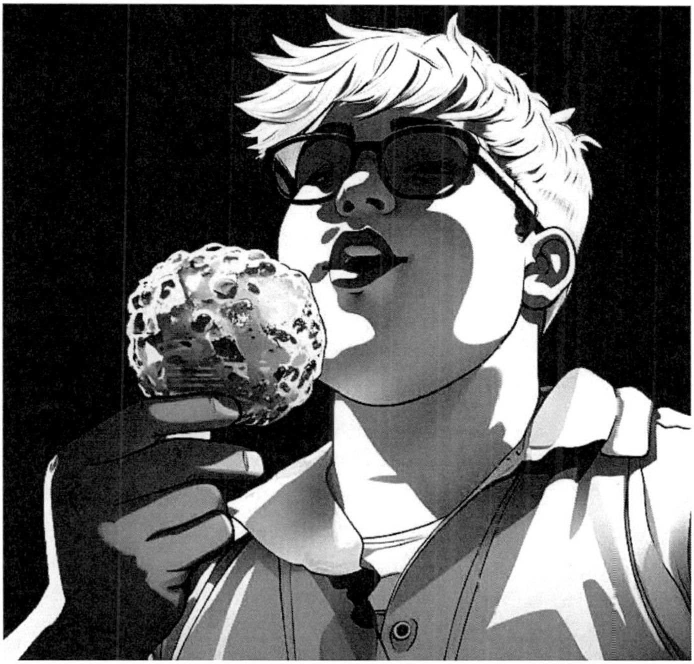

Essen ist für mich wie eine kulinarische Bühne, auf der mein Geschmackssinn gerne mal die Hauptrolle übernimmt und sich nicht immer an die kulinarischen Trends der Mehrheit hält.

Man stelle sich also vor, in meinem Mund läuft so etwas wie ein „Food-Texture-Movie". Jede Zutat hat ihre eigene Rolle, und manchmal gibt es Unstimmigkeiten im Drehbuch.

Die Tomate möchte Action, der Reis bevorzugt eher eine Nebenrolle, und wenn Saucen auf Gemüse treffen, kann es zu einem echten Drama werden.

Dazu gesellt sich die Herausforderung der Gerüche. Meine Nase ist manchmal so empfindlich, als wäre sie an einem überfüllten Parfümstand in einem Einkaufszentrum gefangen. Die Welt der Gerüche beim Essen wird dann zu einem Abenteuer – mal ein kulinarischer Thriller, mal eine Dufttraumkomödie.

Meine größte Herausforderung beim Essen besteht jedoch in der Präferenz bestimmter Texturen. Viele Autisten, einschließlich mir, haben eine Vorliebe für bestimmte Texturen beim Essen. Manche mögen nur weiche oder flüssige Nahrungsmittel, so wie ich, während andere feste und knusprige Konsistenzen bevorzugen. Diese Nahrungsmittel sind ihre „Safefoods". „Safefood" ist ein Begriff, der häufig im Zusammenhang mit Autismus und Ernährung verwendet wird. Er bezieht sich auf Nahrungsmittel, die als sicher oder verträglich für autistische Menschen angesehen werden, da sie weniger wahrscheinlich negative Reaktionen oder Überempfindlichkeiten hervorrufen.

Diese Nahrungsmittel werden oft individuell von der betroffenen Person festgelegt, da die Reaktionen auf bestimmte Lebensmittel bei autistischen Menschen stark variieren.

Mir persönlich ist es wichtig, dass meine Lebensmittel rund sind, das mag wohl an meiner enormen Objektbezogenheit liegen. Diese Vorlieben können nicht nur einschränken, sondern auch zu einer dramatischen Begrenzung der Ernährung führen. Für viele mag es sich zunächst normal anhören, aber das Essverhalten von autistischen Menschen kann extreme Ausmaße annehmen. Einmal aß ich über ein ganzes

Jahr hinweg fast ausschließlich Haferflocken mit Milch, und in anderen Phasen ernährte ich mich über mehrere Monate hinweg ausschließlich von Flüssignahrung. Obwohl ich am liebsten täglich Kartoffelbrei, Pfannkuchen oder einfach weiterhin Trinknahrung zu mir nehmen würde, habe ich mittlerweile erkannt, wie wichtig es ist, sich ausgewogen zu ernähren.

Zusätzlich zu den sensorischen Herausforderungen haben viele Autisten auch Schwierigkeiten mit Veränderungen in der Routine und im Essensumfeld. Für mich persönlich ist es sehr wichtig, dass mein Essensumfeld ruhig und vertraut ist. Seit frühen Kindertagen benutze ich beispielsweise immer denselben Teller und dasselbe Besteck. Wenn sich etwas ändert, zum Beispiel der Essensplatz oder die Personen um mich herum, kann das zu großer Unruhe führen und mein Essverhalten negativ beeinflussen. Auch die Einführung neuer Lebensmittel oder Gerichte stellt eine große Herausforderung dar, da sie Veränderung bedeuten und Unsicherheit auslösen.

Es ist essenziell zu begreifen, dass die Herausforderungen beim Essen nicht bloß auf „wählerischem Essverhalten" basieren. Sie entspringen vielmehr der tief verankerten Art und Weise, wie ein autistisches Gehirn sensorische Reize verarbeitet und Informationen aufnimmt.

Um diesen Schwierigkeiten zu begegnen, wende ich verschiedene Strategien an. In meiner Therapie habe ich beispielsweise einen Essensplan entwickelt. Wenn Lebensmittel nicht rund sind, versuche ich, sie in eine rundliche Form zu bringen oder greife auf meinen runden Teller zurück. Eine Banane schneide ich in Stücke, damit die runde Form dominanter ist als die längliche. Ähnliche Methoden wende ich bei sämtlichen Nahrungsmitteln an. Es sind kleine Tricks, die mir im Alltag helfen.

Aufgrund meines fehlenden Sättigungsgefühls fällt es mir schwer, meine Mahlzeiten angemessen zu portionieren. Oftmals neige ich dazu, die gesamte Packung zu leeren. Wenn ich einmal mit etwas begonnen habe, fühle ich mich gezwungen, es bis zum Ende durchzuziehen. Einzeln verpackte Lebensmittel helfen mir dabei, dieses Problem zu bewältigen, obwohl ich dann ein schlechtes Gefühl wegen des anfallenden Mülls habe. Bisher habe ich noch keine optimale Strategie dafür gefunden. Manchmal zeigt sich jedoch, dass das Befüllen einer Brotdose mit dem Inhalt und das komplette Leeressen dieser Dose eine Lösung sein kann. Auf diese Weise kann ich einen Teil in der Tüte zurücklassen. Allerdings gestaltet sich dies anfangs ebenfalls schwierig, da ich die Größe einer Portion nur schwer einschätzen kann. Es ist hilfreich, wenn die Brotdose eine optimale Größe für eine Portion aufweist, sodass ich meine Snacks einfach bis zum Rand auffüllen kann. Da ich ohnehin meist zu denselben Snacks greife, ist es gemeinsam mit meiner Wohnassistenz einfach, eine passende Dosengröße zu finden.

Schwierigkeiten und Präferenzen in der Wahrnehmung während des Essens wie die bereits erwähnten Empfindlichkeiten gegenüber bestimmten Geschmäckern oder Konsistenzen können also zu Herausforderungen bei der Nahrungsaufnahme führen. Es wird daher auch darüber diskutiert, ob Personen mit Autismus-Spektrum-Störung ein erhöhtes Risiko für gastrointestinale Probleme haben. Studien haben zudem gezeigt, dass genetische Veränderungen, die mit Autismus in Verbindung stehen, auch Störungen im Magen-Darm-Trakt verursachen können.

In meinem Fall könnte mein Magen-Darm-Trakt, wenn tatsächlich ein so signifikanter Zusammenhang besteht, als befürwortendes Beispiel für besagte Studien dienen. Es gibt noch viel zu erforschen im Bereich des Autismus.

29. Impulskontrolle

Die Fähigkeit zur Impulskontrolle bezieht sich darauf, inwieweit jemand in der Lage ist, spontane Reaktionen oder Handlungen zu erkennen und zu regulieren. Sie bedeutet, nicht unmittelbar auf Impulse zu reagieren, sondern bewusste Entscheidungen zu treffen und angemessen zu handeln, je nach den vorliegenden Umständen. Im Kontext von Autismus stellt die Impulskontrolle häufig eine besondere Herausforderung dar. Autistische Menschen können Schwierigkeiten haben, spontane Impulse zu erkennen und zu kontrollieren. Dies kann auf verschiedene Gründe zurückzuführen sein wie beispielsweise sensorische Überreizung, Schwierigkeiten in der emotionalen Regulation und Einschränkungen in der Theory of Mind, also im Verständnis der Perspektiven und Gedanken anderer Menschen.

In einem Schwimmbad wurde ich von zwei Männern provoziert, die wiederholt versuchten, zwischen meinen Beinen hindurchzuschwimmen, mich dabei berührten und schließlich eine aggressive Reaktion meinerseits erreichten. Als Antwort darauf trat ich einem der Männer auf den Kopf, als er tauchte, und bewarf den anderen mit einem Handball mitten ins Gesicht.

Meine Neigung zu impulsivem Verhalten manifestiert sich gelegentlich, insbesondere wenn ich Menschen bei grammatikalischen Fehlern korrigiere. Dieser Drang frustriert mich, da mir vermittelt wurde, dass „niemand Klugscheißer mag“. Bis heute bleibt mir das vollständige Verständnis dafür, warum Hierarchien und Autoritäten existieren und warum Personen an der Spitze solcher Strukturen glauben, nichts mehr von anderen lernen zu können, verschlossen. Ich empfinde stets Dankbarkeit, wenn mir jemand die Gelegenheit gibt, etwas Neues zu lernen. Autistische Menschen meinen Verbesserungen daher nie böse. Ich beabsichtige, dass meine Mitmenschen von meinen Aussagen und Verbesserungen profitieren können. Dieses impulsive Verhalten spiegelt im Allgemeinen nicht meine Absicht wider, gemein zu sein, und ich glaube, dass dies ein Erfahrungsspektrum ist, das viele Autisten teilen. Ich strebe eigentlich danach, gemocht zu werden. Um möglichen Kontrollverlust über Äußerungen und Handlungen zu vermeiden, meide ich Situationen, die potenzielle Auslöser bergen. Dennoch ist diese Strategie nicht immer umsetzbar, und in solchen Fällen tendiere ich dazu, der Flucht als meiner gängigen Reaktion nachzugeben – ich renne weg und suche Schutz.

In einer meiner impulsiven Aktionen habe ich einmal einen Polizisten während einer seiner Festnahmen geschubst, einfach weil er meinen üblichen Weg versperrte. Der arme Kerl wusste wahrscheinlich nicht, dass er gerade einem autistischen Sturkopf im Weg stand. Es liegt eigentlich nicht einmal an meinem Sturkopf, der in der einen oder anderen Situation schon mal in Aktion tritt. Es ist vielmehr so, dass ich nicht selten Schwierigkeiten habe, Ursache-Wirkungs-Zusammenhänge zu erkennen, was dann vom Umfeld als weitere Auffälligkeit oder Störung aufgenommen wird. So kommt es, dass ich Situationen ganz anders einschätze als andere Menschen. Ich hatte den Polizisten eigentlich gar nicht als Menschen wahrgenommen, nur als eine Barriere. Ein anderes Mal habe ich einen Werder-Fan geboxt – er war betrunken und machte Witze, die ich nicht verstand. Rückblickend betrachtet, war das wohl nicht die beste Art, meine Verwirrung auszudrücken. Aber im Ernst, es ist wichtig zu verstehen, dass Autisten ihre Kontrolle nicht absichtlich verlieren oder einfach gemein sein wollen. Vielmehr ist es eine Herausforderung mit der Erkennung von Ursache und Wirkung und der Kontrolle über die eigenen Impulse, die sie als autistische Personen erleben. Zu oft fühlen sie sich überwältigt von den Reizen und Anforderungen der Umgebung, zu viel ist zu rätselhaft um sie herum.

Um meine Impulskontrolle zu verbessern, arbeite ich mit verschiedenen Strategien. Visuelle Hilfsmittel wie Bildkarten oder Checklisten dienen als Erinnerungsstützen und lenken mein Verhalten in angemessene Bahnen. Zudem trainiere ich, bewusst Pausen einzulegen und tief durchzuatmen, um meine Emotionen zu regulieren und impulsive Reaktionen zu vermeiden. Die Verbesserung meiner Impulskontrolle ist ein fortlaufender Prozess, der von guten und weniger guten Tagen geprägt ist.

Trotz der potenziellen Herausforderungen, die das Ausgehen mit einem autistischen Menschen mit sich bringen kann, halte ich es für entscheidend, diese Person dennoch in die Außenwelt einzuführen. Kontakte mit unterstützenden Begleitpersonen ermöglichen wertvolle Lernerfahrungen, fördern das Selbstverständnis und die Selbstakzeptanz. Mit der Zeit und kontinuierlicher Unterstützung hoffe ich, meine Impulskontrolle weiterentwickeln und angemessenere Verhaltensweisen erlernen zu können.

30. Kontakt mit Behörden und Ärzten

Behördengänge stellen für viele Menschen bereits eine Herausforderung dar, doch für mich entwickelt sich der Prozess oft zu einer komplexen Hürde. Die ungeschriebenen sozialen Regeln, die in solchen Umgebungen gelten, sind für mich undurchsichtig. Das Wartezimmer wird zur Bühne, auf der ich versuche, die unsichtbaren Fäden sozialer Interaktion zu entwirren.

Das Ausfüllen von Formularen gleicht dem Entschlüsseln eines komplexen Rätsels. Einige Fragen erscheinen mehrdeutig, und ich muss sicherstellen, dass meine Antworten exakt den Erwartungen entsprechen. Trotz meiner sehr kleinen und dicht gedrängten Schrift bleibt mir meistens dennoch auf den vorgegebenen Linien nicht genug Platz. Hier zeigt sich erneut das Dilemma von Autisten bei der Priorisierung von Informationen – alles scheint gleichermaßen wichtig. Der Versuch gleicht dem Bemühen, die Nuancen einer fremden Sprache zu entschlüsseln. Nicht selten werde ich von der Menge an externen Aufgaben überwältigt. Doch auch innerlich fällt es mir schwer, Prioritäten für meine Probleme zu setzen. Alle Probleme erscheinen gleichermaßen präsent und erdrückend. Dies ist übrigens der Grund, weshalb Autisten manchmal extrem schnell extrem tiefe Tiefs erleben.

Telefonate mit Behörden oder Arztpraxen stellen eine besondere Herausforderung dar. Ohne visuelle Hinweise und nonverbale Signale fällt es mir schwer, die subtilen Facetten der Kommunikation zu erfassen. Es ist, als würde ich mit einem unsichtbaren Partner tanzen. Die oft lauten und überreizenden Umgebungen in Wartezimmern können meine sensorischen Empfindlichkeiten verstärken und meinen Stresspegel erhöhen. Das Warten selbst wird zu einer quälenden Geduldsprobe, nicht zuletzt, weil mir ein grundlegendes Verständnis von Zeit fehlt.

In diesem Zusammenhang wären klare schriftliche Kommunikation sowie die Möglichkeit, Termine online zu organisieren, äußerst hilfreich. Eine Sensibilisierung für die Bedürfnisse autistischer Menschen in solchen Situationen könnte den Kontakt zu Behörden oder Ärzten erheblich erleichtern. Dabei geht es nicht um die Anforderung einer Sonderbehandlung, sondern vielmehr darum, die Interaktionen für alle Beteiligten effizient und zugänglich zu gestalten.

Meine Erfahrungen mit anderen Berufsgruppen unterstreichen diesen Wunsch. So kam es mit der Polizei bereits zu einigen Turbulenzen: Es war ein Tag wie jeder andere, als ich plötzlich bemerkte, dass die Aufmerksamkeit der Polizei auf mich gerichtet war. Eine Mischung aus Verwirrung, Angst und Unsicherheit überkam mich. Oft vertiefe ich mich in meine eigene Welt, und die plötzliche Aufmerksamkeit der Polizei war für mich erdrückend. Das Geschehen ereignete sich in der Innenstadt, wo die Lautstärke, Menschenmassen und visuellen Reize bereits Herausforderungen für mich darstellten. Ich versuchte, mich zu konzentrieren und nicht von allem überfordert zu sein, als ein Polizeiauto in meine Richtung fuhr.

Die Sirenen und das grelle Blaulicht verstärkten meine Ängste und ließen meine Sinne pulsieren. Ein Gefühl der Bedrohung machte sich breit. Mein Herz begann schneller zu schlagen, und Panik breitete sich aus. Ich versuchte, rational zu bleiben und mir bewusst zu machen, dass die Polizei oft in der Nähe ist, um die Sicherheit zu gewährleisten. In meiner

Verzweiflung versuchte ich, meine Impulse zu beherrschen, was mir jedoch nur bedingt gelang. Mein Bestreben war es, nicht davonzulaufen oder mich zu verstecken, um keine zusätzliche Aufmerksamkeit zu erregen. Stattdessen versuchte ich, ruhig zu bleiben und mich auf meine Atemübungen zu konzentrieren, um meine Emotionen zu regulieren. Die Polizisten näherten sich behutsam. Die Anspannung war förmlich greifbar, als sie mich ansprachen und nach meinen Personalien fragten. Schwierigkeiten, Augenkontakt herzustellen und meine Gedanken klar auszudrücken, verkomplizierten die Interaktion. Obwohl ich mein Bestes gab, fühlte ich mich nicht verstanden.

Nach einer kurzen Befragung und Überprüfung meiner Daten wurde deutlich, dass das Interesse der Polizei auf meinem Verhalten oder meinen Handlungen beruhte. Ihr Verdacht bestand darin, dass ich möglicherweise unter Drogeneinfluss stehen könnte. Zu diesem Zeitpunkt traf das jedoch nicht zu. Ein Jahr nach meiner Autismus-Diagnose habe ich bereits den Konsum von Drogen aufgegeben. In einem verzweifelten Erklärungsversuch kramte ich in meinem Rucksack nach meinem Sprachcomputer. Dies weckte Besorgnis bei den Beamten, die dadurch fälschlicherweise annahmen, ich wäre bewaffnet. Nachdem die Situation geklärt war, ließ mich die Polizei gehen. Eine Welle der Erleichterung überkam mich, jedoch begleitet von einer gewissen Traurigkeit darüber, wie anspruchsvoll es für mich ist, in der Welt zurechtzukommen und verstanden zu werden. Diese Begegnung mit der Polizei verdeutlichte mir, dass mein autistisches Wesen mich manchmal in Situationen führt, die ich nicht immer vollständig begreifen oder kontrollieren kann.

Um einen tieferen Einblick in das autistische Erleben zu ermöglichen, möchte ich hier auch einen typischen Arztbesuch schildern: Der Gang zum Arzt stellt für mich eine gewaltige Herausforderung dar, die von Außenstehenden leicht unterschätzt wird. Schon der bloße Gedanke daran lässt mein Herz wild pochen und meine Gedanken wie Blätter im Sturm wirbeln. Die Unvorhersehbarkeit solcher Termine, wie etwa bei Notfällen oder anderen akuten Vorfällen, und die Unterbrechung meiner gewohnten Routine stürzen mich in einen Strudel aus Ängsten und Unruhe.

Während ich mich bemühe, mich auf das Unbekannte vorzubereiten, gleicht das Halten der Kontrolle über die Situation einem anspruchsvollen Balanceakt. Wartezimmer entpuppen sich, wie schon erwähnt, oft als Quelle der Überreizung, überfüllt und laut. Das Summen der Gespräche und das Klingeln von Telefonen dringen schmerzhaft in meine Ohren, da ich ständig von Geräuschen und Ereignissen überrascht werde, die normalerweise nicht Teil meines Alltags sind. Jede Bewegung, jedes Räuspern und jedes Klingeln dringt als Information in meinen Kopf, da alles potenziell wichtig sein könnte, um mir Orientierung zu geben. Eingeklemmt zwischen fremden Menschen, die mir zu nahe kommen, sehne ich mich dann nach einem Rückzugsort, an dem ich mich sicher und geschützt fühlen kann.

Im Behandlungszimmer wird die Beschreibung meiner Symptome zu einer Herausforderung, bei der meine Worte sich verheddern und verschwinden. Gedanken und Empfindungen in eine für andere verständliche Sprache zu übersetzen, wird zu einem heroischen Akt der Selbstüberwindung. Missverständnisse und Frustration wachsen, während der Arzt versucht, Informationen zu extrahieren, die ich kaum artikulieren kann. Der Arzt oder die Ärztin erwartet Blickkontakt und Körpersprache, um mein wahres Befinden zu beurteilen. Doch solche Signale sind für mich schwer zu entschlüsseln und korrekt auszudrücken. In Momenten, in denen meine Mimik vermeintlich im Widerspruch zu meinen Beschreibungen steht, werden meine Beschwerden häufig nicht ernst genommen. Es wurde sogar einmal verlangt, dass ich in die Augen schaue, um die Notwendigkeit zu legitimieren, gehen zu dürfen. Die offene Tür wird zum Symbol meiner Sicherheit – ein Ausweg, den ich stets im Blick behalten muss.

Es ist nicht unüblich, dass Autisten stets einen Fluchtweg im Blick haben müssen. Die Gefahr, wie sie in autistischer Wahrnehmung immer präsent ist, lauert also hinter jeder sprichwörtlichen Ecke. Autisten neigen stets dazu, sich intuitiv mit dem Rücken zur Wand zu positionieren, um von hinten keine Gefahr mehr erwarten zu müssen. Helfende Menschen können selten von potenziellen Gefahrenquellen unterschieden werden. Wenn sich Menschen so positionieren, dass ein Schlupfloch des Autisten versperrt wird, gerät er in Panik. Die Menschen gleichen dann den Wänden in dem Spiel „das verrückte Labyrinth".

Bei meiner langjährigen Hausärztin fühle ich mich allerdings in vertrauten und kompetenten Händen. Sie begleitet mich seit meiner Kindheit und besitzt ein tiefes Verständnis für meine Besonderheiten. Oftmals bringe ich eine schriftliche Liste meiner Symptome, Auffälligkeiten und Fragen mit, die sie geduldig mit mir durchgeht. Sie ist darauf bedacht, körperliche Untersuchungen und Wartezeiten auf das absolute Minimum zu beschränken.

Diese Erfahrung zeigt, dass es möglich ist, geeignete Umgebungen für Autisten zu schaffen, sofern ausreichend Verständnis, Akzeptanz und Wohlwollen vorhanden sind. Allerdings bleiben Behördengänge und der Kontakt mit verschiedenen Institutionen und Personen allgemein problematisch, da Autismus äußerlich nicht erkennbar ist. Bei sämtlichen Behördenbesuchen und Terminen treten daher ähnliche Herausforderungen auf. Zusätzlich ist die Art der Kommunikation in behördlichen Angelegenheiten oft komplex und abstrakt. Die Fachbegriffe und juristischen Formulierungen sind für mich nur schwer verständlich, und ich brauche Zeit, um sie zu verarbeiten. Von Anfang an ist es daher wichtig, im Kontakt mit Polizei oder Rettungskräften sowie dem medizinischen Personal in Krankenhäusern und Arztpraxen etc. gut vorbereitet zu sein. Neben meinen äußerst bedeutsamen menschlichen Begleitern ist mein zuverlässiger Helfer ein SOS-ID-Armband, das sämtliche relevanten Informationen über mich bereithält, die mithilfe eines unkomplizierten QR-Code-Scans abgerufen werden können. Selbst wenn ich mich sprachlich nicht gut ausdrücken kann, sind meine relevanten Daten damit sofort verfügbar. Das gibt mir ein Gefühl der Sicherheit und verhindert, dass ich in Momenten der Sprachlosigkeit nach meinem Kommunikationsgerät suchen muss.

31. Meine bisherigen Wohnformen

Die eigene Wohnung ist ein magischer Ort der Selbstbestimmung. Nach Freiheit suchend und doch nach Hause verlangend, konnte ich meine eigene kleine Welt gestalten, Regeln aufstellen und alles nach meinen Wünschen einrichten. Freiheit war das Schlüsselwort, aber wie das so ist, mit großer Freiheit geht auch große Verantwortung einher. Die Führung des Haushalts und die Bewältigung des Alltags erforderten Planung und Organisation – eine wirklich mächtige Aufgabe. Gerade wenn man Probleme mit seinen exekutiven Funktionen hat. Man stelle sich vor, ein autistischer Mensch zieht in seine erste eigene Wohnung. Der Umzugstag liegt hinter ihm, und nun beginnt das aufregende Abenteuer des alleinigen Wohnens. Doch hier betreten die exekutiven Funktionen die Bühne und spielen ihre ganz eigene Tragikomödie.

Die Planung des Tagesablaufs gleicht einem komplexen Schachspiel, bei dem jede Bewegung genau bedacht sein muss. Das morgendliche Ritual, vom Aufstehen über das Frühstücken bis hin zum Verlassen der Wohnung, muss sorgfältig orchestriert werden. Doch die exekutiven Funktionen, die normalerweise den Taktstock schwingen, scheinen sich spontan zu einem Jazz-Ensemble zu verwandeln. (Eine der herausragenden Eigenschaften des Jazz ist die Improvisation, bei der Musiker spontan Melodien, Harmonien und Rhythmen entwickeln ... na ja und mit Spontanität und Veränderungen können autistische Personen mal so gar nichts anfangen.) Plötzlich steht man da, in Socken, die nicht zusammenpassen, und sucht verzweifelt nach den Schlüsseln, die einem mal wieder einen Streich gespielt haben.

Die Organisation des Haushalts gleicht einem Abenteuer mit ungeahntem Ausgang. Die Wäsche türmt sich auf wie die Gipfel des Mount Everest, während der Kühlschrank von mysteriösen Lebensmitteln bevölkert wird, die scheinbar ihre eigene Zivilisation aufbauen. Dieses Phänomen, dass der Alltag wie ein rätselhaftes Puzzle erscheint, ist vielen Menschen bekannt, aber für Autisten nimmt es ungeahnte Ausmaße an.

Sie sehnen sich nach Ordnung und Stabilität, um sich annähernd irgendwie zurechtfinden zu können, doch gleichzeitig bereitet es ihnen enorme Schwierigkeiten, für solche geeigneten Umstände zu sorgen.

Dann kommt der Abend, der Moment, in dem man sich auf den wohlverdienten Schlaf vorbereitet. Doch die exekutiven Funktionen lassen sich von der Ruhe des Abends nicht beeindrucken und entfachen ein regelrechtes Feuerwerk von Gedanken. Das Denken wird zur nächtlichen Zirkusvorstellung, bei der Sorgen und Überlegungen jongliert werden, bis der Schlaf wie eine ferne Utopie erscheint.

In diesem Szenario des alleinigen Wohnens wird deutlich, wie die exekutiven Funktionen zwar für eine gewisse Würze im Leben sorgen, aber auch für die eine oder andere unerwartete Pointe im täglichen Chaos verantwortlich sind. Für autistische Menschen, die eigentlich so wenig Würze wie möglich in ihrem Leben haben wollen und für die unerwartete Pointen ein Graus sind, wird dies zu einer schwerwiegenden Realität.

Leider stellte sich bei mir heraus, dass mein Versuch, in meiner neuen Umgebung Fuß zu fassen, eher an einen steilen Berg ohne erkennbaren Aufstiegspfad erinnerte. Freunde und Bekannte waren Mangelware. So verbrachte ich meine Zeit allein, aber immerhin mit einem großartigen Blick auf meine eigenen vier Wände.

Die Einführung von ambulanten Assistenzkräften brachte frischen Wind in meine selbst gestrickte Routine, in der ich mich regelmäßig verhedderte. Diese Alltagshelden waren nicht nur empathisch, sondern auch meine Rettung bei so manchen Herausforderungen. Der Kontakt zu ihnen war und ist bis heute wie meine wöchentliche Expedition in die Welt – ein bisschen wie die Entdeckung unbekannter Kontinente, nur ohne die Gefahr von Piraten. Einsamkeit blieb zwar mein ständiger Begleiter, aber zumindest war mein Horizont etwas erweitert worden.

Leaving the solo life behind, landete ich wieder bei meinen Eltern mit einer kleinen Unterbrechung, die ich in einer Obdachlosenunterkunft verbracht hatte. Eine völlig andere Erfahrung. Bei meinen Eltern erwartete mich eine liebevolle Umgebung, aber meine Bedürfnisse flogen oft unter dem Radar. Der Drang, meine Flügel auszubreiten und gegen die elterliche Spontanität zu rebellieren, war real. Die Herausforderung bestand darin, den sweet spot zwischen Autonomie und Familienbande zu finden. Da dies nicht so richtig gelingen wollte, stand kurz darauf die nächste neue Erfahrung parat.

Das Internat – ein strukturiertes Paradies. Die Betreuer waren spezialisiert darauf, uns durch den Mount Alltag zu führen. Doch für meine Sensitivität und erhöhte Reaktivität war die Umgebung zu viel, zu eng, zu laut. Sensitivität, übrigens nicht zu verwechseln mit Sensibilität, führte zu einer viel zu intensiven Erfahrung, die eher einem 4D-Film glich.

Insgesamt waren diese Wohnsituationen meine Lehrmeister, jeder mit seinen eigenen Vorzügen und Herausforderungen. Wenn das Leben ein Buch ist, dann sind das definitiv die Kapitel, die man nicht so schnell vergisst.

Es stellt sich als große Herausforderung dar, eine passende Wohnform zu finden, die meinen individuellen Bedürfnissen gerecht wird. Es ist frustrierend zu bemerken, dass alltägliche Aufgaben, die für viele Menschen scheinbar mühelos zu bewältigen sind, für mich zu echten Schwierigkeiten werden. Das Bewältigen von Terminen, das Erledigen von simplen Haushaltsaufgaben und die Teilnahme an sozialen Aktivitäten werden zu einer spürbaren Belastung. Oftmals führen diese Anforderungen zu Gefühlen der Hilflosigkeit und Überforderung. Daher erscheint es mir als essenziell, nach Unterstützung zu suchen, sei es durch die Hilfe einer Assistenzperson oder die Einbindung in ein strukturiertes Wohnprogramm, das bei der Organisation des Alltags behilflich sein kann.

Die innere Zerrissenheit zwischen dem Bedürfnis nach Gesellschaft und dem Wunsch nach Rückzug stellt eine ständige Brüskierung dar. Trotz des Wertschätzens sozialer Verbindungen kann deren Aufbau überfordernd sein, insbesondere in stressigen Situationen. In solchen Zeiten besteht das Bedürfnis, sich zurückzuziehen, um Ruhe zu finden und Energie zu regenerieren. Mein Geist bewegt sich ständig zwischen Aufbruch und Ankunft, immer auf der Suche nach Ruhe und Festigkeit. Es gleicht einem Dilemma.

Es ist, als ob zwei gegensätzliche Kräfte in einem wirkten. Man ist allein mit dem Wunsch, ein anderes Leben führen zu können, und muss gleichzeitig mit dem starken Bedürfnis nach Ruhe zurechtkommen. Man kämpft allein mit inneren Konflikten, ob man weitermachen oder aufhören soll, und allein mit der Angst, dass die Kraft irgendwann nicht mehr ausreicht.

Hin- und hergerissen zu sein, ohne zerrissen zu werden, ist eine enorme und energieraubende Herausforderung, der man immer und immer wieder gegenübersteht.

Mein Leben gleicht daher einem Tanz auf einer Rasierklinge. Die Balance zu finden und zu wahren, ist echt schwierig und erfordert eine sorgfältige Planung und Selbstfürsorge und oftmals Hilfe von extern.

Die Herausforderung besteht darin, eine Wohnform zu finden, die beide Bedürfnisse erfüllt.

In einer idealen Wohnform könnte ich meine Zeit zwischen sozialen Aktivitäten und dem Alleinsein sorgfältig abstimmen. Ich könnte selbstständig sein, aber gleichzeitig die Gewissheit haben, dass mir Hilfe zur Verfügung steht, wenn ich sie brauche. Es wäre ein Ort, an dem ich mich sicher wohl und verstanden fühlen würde.

Leider fand ich das Richtige für mich bisher nicht, aber ich bin zuversichtlich, dass es möglich ist, irgendwann ein Zuhause zu finden.

32. Sport, Bewegung und Sportunterricht

Autismus kann mit Beeinträchtigungen der Motorik einhergehen, wodurch die koordinierte Ausführung von Bewegungen beeinträchtigt wird. Dies betrifft sowohl feinmotorische Fähigkeiten wie das Greifen kleiner Gegenstände als auch grobmotorische Bewegungen wie Laufen und Balancieren. Viele Menschen mit Autismus erleben Schwierigkeiten bei der Entwicklung von präzisen Bewegungsabläufen und der Hand-Auge-Koordination. Diese Herausforderungen können den Alltag beeinflussen, vom Schreiben bis hin zu sportlichen Aktivitäten.

Während meine Mitschüler scheinbar mühelos die Choreografien im Sportunterricht meisterten, stolperte ich oft über die Herausforderung, die Bewegungen korrekt auszuführen, und somit über meine eigenen Füße. Die fließenden Abläufe waren für mich schwer zu erfassen, und mein Körpergefühl schien mir dabei einen Streich zu spielen und komplett zu entgleiten. Wie soll man sich so adäquat bewegen können?

Während meine Klassenkameraden sich im Tanzkursus elegant über das Parkett bewegten, blieben für mich die Tanzschritte ein unlösbares Mysterium. Jeder Versuch, die richtige Abfolge zu erfassen, schien ins Leere zu laufen. Meine Bewegungen fühlten sich unkoordiniert und schwerfällig an, als hätten meine Arme und Beine ein Eigenleben entwickelt. Ich fühlte mich hilflos und unsicher in meinem eigenen Körper, als ob die Verbindung zwischen meinem Verstand und meinen Bewegungen gestört wäre. Ich bin einfach nicht für solche Bewegungen gemacht. In solchen Momenten sehne ich mich oft nach einer unsichtbaren Schlinge, die meinen gesamten Körper zusammenhalten würde, da es sich anfühlt, als würde ich zerfließen. Diese Einsicht habe ich tatsächlich in die Tat umgesetzt, indem ich jetzt eine Art Schlinge besitze, die meinen Körper umgibt. Es handelt sich um ein vier Meter langes und zehn Zentimeter breites, flaches elastisches Band, das ich um meinen Oberkörper wickle. Anders als bei einer festen Umklammerung wie bei meiner Regentonne ist dieses Band nicht dazu gedacht, mich einzuengen, sondern es berührt nur relevante Punkte, um mein Körpergedächtnis zu stimulieren. Es fühlt sich gut an und ich kann es problemlos unter meinem Pullover verbergen.

Angesichts meiner Unfähigkeit, den Tanzschritten zu folgen, suchte ich damals Zuflucht in meinem eigenen Verhalten. Meine Unsicherheit und Frustration manifestierten sich in wiederholten Bewegungen wie dem Schütteln meiner Hände oder dem Verhaken und Biegen meiner Finger – im Stimming eben.

Ein weiteres Problem ergab sich während der Übungen, als es notwendig war, andere Teilnehmer zu berühren. Für mich war das einfach nicht umsetzbar. Meine taktile Empfindlichkeit und die Schwierigkeit, körperliche Nähe zu ertragen, weil ich nie wusste, was genau ich erwarten sollte – einen festen Druck oder ein sanftes Streichen über meine Haut –, führten dazu, dass ich mich weigerte, andere Menschen zu berühren und somit die Übungen auszuführen. Allein der Gedanke, körperlichen Kontakt herzustellen, versetzte mich in Unbehagen und Angst.

Mein Verhalten im Sportunterricht hatte bedauerlicherweise Auswirkungen auf meine Benotung. Da ich mich weigerte, bestimmte Übungen durchzuführen, erhielt ich eine schlechte Bewertung und nicht selten eine persönliche Ansprache der Lehrkraft. Es war enttäuschend zu sehen, wie meine Leistung aufgrund meiner Schwierigkeiten bei sozialen und körperlichen Aspekten bewertet wurde, denn angestrengt hatte ich mich ja trotzdem.

Bei der Auswahl von Teams spürte ich deutlich die allgegenwärtige Ablehnung meiner Person. Es war offensichtlich, dass ich nicht als erste Wahl betrachtet wurde. Während sie ihre Freunde oder die beliebten und talentierten Sportler auswählten, rückte ich mit jedem Moment weiter nach hinten. Ich wurde immer als Letzte in eine Mannschaft „gewählt" – sprich, ich blieb übrig und wurde automatisch der kleineren Gruppe zugeteilt.

Meine Fähigkeit, mich in andere hineinzuversetzen, ist bekanntermaßen durch meinen Autismus begrenzt, und ich habe Schwierigkeiten, Mimik und Gestik zu verstehen. Ich habe mich intensiv auf die Anpassung meines Sprachverständnisses konzentriert und dabei die Bedeutung von Mimik, Gestik und nonverbaler Kommunikation vollständig übersehen. Es war für mich überraschend zu erfahren, dass solche Elemente überhaupt existieren, obwohl sie den größten Teil der Kommunikation ausmachen. Deshalb hatte ich Schwierigkeiten mit Mannschaftssportarten im Sportunterricht, die eine komplexe Entschlüsselung der Situation erfordern, was oft zu Misserfolgen führte, obwohl ich eigentlich recht gut in Ballsportarten war. Ich habe sogar einige Jahre Fußball in einem Verein gespielt. Ich konnte mich gut auf die runden Bälle konzentrieren, vernachlässigte jedoch oft meine Mitspieler. Es frustrierte mich, wenn sie nicht so handelten, wie ich es geplant hatte – sie sollten den Ball sofort auf das Tor schießen, ohne viele Meter zu laufen oder ihn erneut abzuspielen. Die Verwirrung darüber, dass niemand meine Gedanken lesen konnte, zieht sich, damals wie heute, durch meinen Verstand. Hierbei wird erneut die Selbstbezogenheit deutlich, die bereits im Begriff „Autismus" selbst angelegt ist. Unabsichtlich bleiben andere Menschen und die Vorstellung von ihren Gedanken und Beurteilungen unberücksichtigt.

Der Rahmen, in dem Sport normalerweise stattfand, war für mich ebenfalls zu vage. Heute weiß ich, was ich damals gebraucht hätte. Es wäre wichtig gewesen, beim Beginn einer Aktivität den gleichen Treffpunkt zu wählen und das Angebot in eine erkennbare Struktur mit Einleitung, Hauptteil und Abschluss zu gliedern. Eine visuelle Darstellung hätte ebenfalls helfen können. Dadurch wäre der zeitliche Ablauf vorhersehbar gewesen und hätte Sicherheit vermittelt. Wenn es räumliche, personelle oder zeitliche Veränderungen gab, wäre es toll gewesen, möglichst frühzeitig davon in Kenntnis gesetzt worden zu sein, damit ich mich darauf hätte einstellen können. Plötzliche Änderungen können starke Unsicherheit in mir auslösen. Auch die Geräuschkulisse in Turn- und Schwimmhallen ist oft sehr vielfältig und kann große Belastungen für autistische Personen darstellen.

33. Urlaub und Reisen

Das Reisen stellt mich vor eine ganz besondere Herausforderung. Es fühlt sich an, als würde ich in eine noch fremdere Welt eintauchen, während mein eigenes Universum nach mir ruft. Jeder Schritt, jede Entscheidung erfordert von mir eine außergewöhnliche Anpassungsfähigkeit, und dennoch falle ich auf. Im Urlaub jedoch wird mein etwas befremdliches Verhalten mit mehr Nachsicht betrachtet. Die Tatsache, dass ich bei Auslandsreisen offensichtlich aus einer anderen Region stamme oder von einer anderen Kultur geprägt wurde, führt dazu, dass seltsame Verhaltensweisen leichter akzeptiert werden – ein Umstand, der mir tatsächlich sehr entgegenkommt. Obwohl ich mein Bestes gebe, bringt das Reisen große Schwierigkeiten mit sich.

Eine der größten Hürden beim Reisen ist für mich das Schlafen an einem anderen Ort. Meine eigene Umgebung bietet mir Sicherheit und Struktur. Alles ist so, wie ich es kenne und erwarte. Sobald ich jedoch mein vertrautes Heim verlasse, fühle ich mich verloren, wie ein Baum ohne Wurzeln. Die Geräusche, die Gerüche, das ungewohnte Gefühl der Bettwäsche – all das und mehr kann mich überfordern und unruhige Nächte bereiten. Glücklicherweise bin ich von Natur aus sehr neugierig und wissbegierig und liebe es, neue Orte zu entdecken. Allerdings taste ich mich langsam voran und benötige dabei Unterstützung und Begleitung, ansonsten siegt die Angst vor dem Unbekannten und ich verlasse meine Wohnstätte nicht. Das gemeinsame Erkunden von Wegen, bis ich mich sicher fühle, das gemeinsame Besuchen von Orten, bis ich sie schließlich allein bewältigen kann, sowie das Einüben und fortwährende Üben von Abläufen sind für mich entscheidend und erfordern ständige Wiederholung.

Die kleinen Erfolge, die daraus resultieren, bringen sowohl mir als auch meinem Umfeld unendliche Freude. Jedes Mal, wenn ich etwas Neues erlerne oder die Initiative ergreife, um etwas eigenständig anzugehen, entsteht ein Gefühl des Glücks.

Leider ist das Reisen allein oder in Reisegruppen für mich also keine Option. Die Unsicherheit und die unvorhersehbaren Situationen sind für mich kaum zu bewältigen. Ich benötige viel Entscheidungsfreiheit, um Einfluss und Kontrolle über meine Umgebung zu spüren, jedoch fällt es mir schwer, meine Mitmenschen dabei einzubeziehen. Zusätzlich müsste ich irgendwie allein meine Grundbedürfnisse befriedigen, was im normalen Alltag schon schwierig ist. Ich bräuchte jemanden an meiner Seite, der meine Besonderheiten versteht und mich unterstützt. Jemanden, der meine Ängste lindert und mir in stressigen Momenten zur Seite steht. Die Suche nach einer passenden Urlaubsbegleitung gestaltet sich äußerst schwierig. Obwohl der Bedarf an speziellen Begleitpersonen für autistische Menschen im Urlaub zweifellos vorhanden ist, gibt es bisher nur wenige Möglichkeiten, diesen Bedarf zu decken.

So beschränke ich mich auf Tagesausflüge, denn die können von meinem Helfersystem begleitet werden.

34. Selbsthilfe

Die Bereicherung, die Selbsthilfegruppen und Selbsthilfe in mein Leben gebracht haben, übertrifft meine anfänglichen Bedenken bei Weitem. Die positiven Auswirkungen waren überwältigend, aber der Weg dahin war nicht ohne Zweifel.

Anfangs zögerte ich, mich Selbsthilfegruppen anzuschließen. Die Vorstellung, meine persönlichen Kämpfe offenzulegen, war einschüchternd. Doch das Verlangen nach Gemeinschaft und das Gefühl, nicht allein zu sein, überwog meine Besorgnis. Zu meiner freudigen Überraschung fand ich in diesen Gruppen unerwartet Verbündete – eine völlig neue Erfahrung für mich. Jede Identität ist von jeder anderen verschieden, doch muss es gemeinsame Strukturen geben, damit man überhaupt Mitglied einer Gesellschaft sein kann. Das habe ich hier zum ersten Mal in meinem Leben gespürt. Ich war wahrhaftig Teil von etwas.

Die Kontaktaufnahme zu anderen erwies sich als schwierig, dennoch traf ich in der Selbsthilfegruppe Menschen, die meine Erfahrungen verstanden. Das Gefühl, endlich gehört und sogar verstanden zu werden, war außergewöhnlich schön. In diesen Gruppen fand ich eine sichere Umgebung, in der ich meine Gedanken und Gefühle ohne Angst vor Verurteilung teilen konnte. Wir unterstützen uns gegenseitig, tauschen Ratschläge aus und feiern gemeinsam unsere Erfolge. Es ist eine Quelle der Stärke und Inspiration.

Die Selbsthilfe bei Autismus hat sich in den letzten Jahren stark verändert, vor allem durch die Integration von Online-Plattformen und sozialen Netzwerken. Diese digitalen Kanäle ermöglichen einen globalen Austausch von Erfahrungen und Ratschlägen, was Menschen mit Autismus und ihren

Familien weltweit Unterstützung bietet. Persönlich finde ich es schwierig, mich über diese Kanäle zu vernetzen, da ich ständig jemanden brauche, der mir hilft zu verstehen und zu interagieren – sozusagen einen Dolmetscher. Dennoch bleibt die soziale Interaktion eine Herausforderung, und die Kontaktaufnahme zu neuen Mitgliedern erfordert Mut. Trotzdem wird erkannt, dass die Gemeinschaft gestärkt wird, indem ähnliche Ängste geteilt werden. Der Schritt, die Komfortzone zu verlassen, um Teil dieser Gemeinschaft zu sein, verbindet alle Mitglieder. Um in persönlichen Selbsthilfegruppen effektiv zu arbeiten, hat sich gezeigt, dass eine moderierende Rolle von jemandem mit neurotypischer Perspektive entscheidend ist. Diese Rolle fördert einen ausgewogenen Dialog, verhindert, dass sich jeder in seinen eigenen Gedanken verliert, und schafft eine produktive und unterstützende Atmosphäre. Die Erkenntnis darüber steigert die Effektivität der Gruppen erheblich.

Die Selbsthilfebewegung bei Autismus geht jedoch über persönliche Treffen von Betroffenen hinaus. Elterninitiativen spielen eine entscheidende Rolle, indem sie spezifische Selbsthilfegruppen für den Umgang mit ihren autistischen Kindern bilden. Gleichzeitig gewinnt das Arbeitgeberbewusstsein an Bedeutung, um Selbsthilfe am Arbeitsplatz zu fördern. Sensibilisierungstrainings und inklusive Arbeitsumgebungen erleichtern die Integration autistischer Menschen in die Berufswelt.

Darüber hinaus integriert die Selbsthilfe therapeutische Ansätze, die individuelle Bedürfnisse berücksichtigen. Die Förderung von Selbstakzeptanz und neurodiversen Denkansätzen wird zu einem festen Bestandteil. Die kulturelle Sensibilisierung innerhalb der Selbsthilfegruppen wächst, um unterschiedliche Bedürfnisse und Perspektiven zu berücksichtigen. Fortlaufende Forschung trägt dazu bei, neue Erkenntnisse über neurodiverses Denken und verbesserte Unterstützungssysteme zu liefern. Alles in allem ist eine erfreuliche Entwicklung zu beobachten.

35. Angst

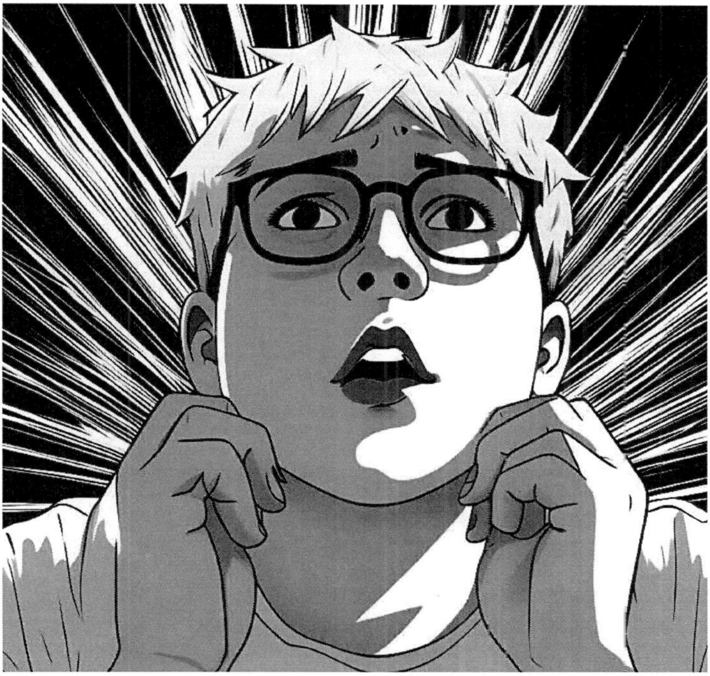

Das Leben mit Autismus ist wie eine Reise durch ein wirres und verwirrendes Geflecht aus Emotionen, in dem die Angst als finsterer Schatten immer an meiner Seite ist. Fehlende Zuwendung und fehlende Beständigkeit schaffen ein Klima ständiger Unsicherheit und einer diffusen Bedrohung. Und überall, wo etwas unsicher, unklar und unberechenbar ist, kann sich Angst einnisten, unbemerkt und perfid.

Ich bin immer gestresst, immer unter Druck, ständig in einer inneren Unruhe und Spannung gefangen.

Angst ist kein vorübergehendes Gefühl, das wie ein Windhauch vorbeizieht, sondern ein stetiger Begleiter, der sich in meine Seele eingegraben hat.

Angst fühlt sich an wie ein Gewitter, das in mir tobt. Ein Unwetter der Gedanken und Gefühle, das meinen Verstand durcheinanderwirbelt. Jeder Tag, jeder Moment birgt potenzielle Gefahren und Herausforderungen, die meine Angst aufs Neue entfachen. Meine Sinne sind wie Wächter, die unentwegt auf der Hut sind, und trotzdem schaffen es die Monster ständig, in meine Brust zu kriechen. Jeder Laut, jede Berührung durchdringt mich wie ein elektrischer Schlag. Die kleinste Veränderung kann mich sprichwörtlich aus der Bahn werfen.

Die Angst raubt mir den Atem, sie schnürt mir die Kehle zu. Sie kriecht langsam in meinen Körper und legt sich wie ein eiskalter Schleier um mein Herz. Sie macht mich sprachlos, unfähig, meine Gedanken auszudrücken. Sie nimmt mir die Kraft, mich zu bewegen, mich der Welt zu öffnen. Die Angst frisst an meinem Selbstvertrauen und lässt mich zweifeln an meinen Fähigkeiten und meinem Wert.

Die Angst schafft ein Gefängnis in meinem Geist, aus dem es manchmal schwer ist auszubrechen. Sie baut Mauern um mich herum, die mich isolieren. Sie lässt mich nachts wach liegen, meine Gedanken kreisen und mich in einem endlosen Strom von Sorgen gefangen nehmen. Die Angst macht mich verletzlich, verletzlich gegenüber den kleinen Unwägbarkeiten des Lebens, die für andere Menschen vielleicht banal erscheinen mögen. Menschen im Autismus-Spektrum machen früh die Erfahrung, dass ihre Emotionen und Empfindungen von anderen selten oder sogar überhaupt nicht geteilt werden. Der Satz „Stell dich nicht so an!" begleitet jede mitgeteilte Empfindung wie ein konstantes Echo. Im Gegensatz zu ihren Mitmenschen lernen sie, dass sie sich nicht auf die Zuverlässigkeit ihrer Gefühlslagen verlassen können. Diese Erkenntnis verstärkt das Gefühl der Einsamkeit bei Autisten, obwohl sie grundsätzlich gut mit dem Alleinsein umgehen können.

Denn wenn ich allein bin, gibt es kein „autistisch".

In diesen Momenten ist es einfach normal, so zu sein, wie ich bin. Deswegen ist Verständnis so unsagbar wichtig, denn Verständnis und Wissen bauen Unsicherheiten ab und schaffen einen Boden, auf dem Vertrauen und Zuversicht wachsen können.

Ich lerne mittlerweile, meine Ängste anzunehmen, ohne ihnen die Kontrolle über mein Leben zu überlassen. Denn ich bin mehr als meine Ängste – ein Kämpfer und ein Träumer.

Mein Ratschlag an jeden ist, sich selbst wichtig zu nehmen, sich sorgfältig zu kümmern und behutsam mit sich umzugehen. Es ist entscheidend, seine Gefühle wahrzunehmen und auf sie zu hören. Sich das zu erlauben, daran zu glauben, dass man das verdient, und es im Alltag umzusetzen, ist eine lebenslange Aufgabe und ein Weg der Selbstentfaltung.

36. Kreativität und Problemlösung

Kreativität ist die Kunst, über konventionelle Grenzen hinauszublicken und alternative Pfade zu finden, um Herausforderungen zu meistern. Diese Form des Denkens scheint besonders für Menschen im Autismus-Spektrum prädestiniert zu sein, und das eröffnet mir völlig neue Perspektiven. Autisten finden sozusagen zuerst die Nadel, bevor sie den Heuhaufen wahrnehmen. Dadurch und durch meine Kreativität und die damit verbundenen Fähigkeiten zur Problemlösung konnte ich in der Vergangenheit bereits so manches soziale und alltägliche Hindernis überwinden.

Ich begann, Bilder und Symbole bewusst als Mittel meiner Kommunikation einzusetzen. Ein Schlüsselring, bestückt mit einer Auswahl von Bildern, die meine Bedürfnisse und Emotionen repräsentierten, entwickelte sich zu meinem ganz persönlichen Ausdrucksmittel. Durch gezielten Einsatz dieser Bilder schuf ich eine einzigartige Form der Kommunikation. Erst später erfuhr ich, dass solche Bildkarten einen bedeutenden Bestandteil in der Therapie von Autismus darstellen.

Reminder-Apps wurden zu unverzichtbaren Begleitern, um meinen Tagesablauf zu strukturieren und den Fokus auf das Wesentliche zu richten. Sie ermöglichen mir, Erinnerungen für regelmäßige Aktivitäten wie das Einnehmen von Medikamenten oder das Essen und Trinken einzustellen.

Zusätzlich entwickelte ich Strategien zur Selbstregulation, um in stressigen Situationen Ruhe zu bewahren. Eine Methode, die mir besonders hilft, ist das bewusste Durchführen von Atemübungen. Durch gezieltes Atmen kann ich meine Gedanken beruhigen und wieder in Balance bringen.

Eine einfache Ampel unterstützt mich durch Lichtsignale dabei, meine Zeit effektiv einzuteilen, während ein Tagesablauf-Armband meinen groben Zeitplan visualisiert. Und heute nutze ich sogar einen Roboter, um meine metale Gesundheit zu reflektieren.

Diese scheinbar simplen Hilfsmittel waren und sind für mich bedeutende Meilensteine im Alltag. Ihre Bedeutung erschließt sich oft erst nach langer Zeit, nach Denkanstößen von außen und kontinuierlichem Üben. Für mich sind es allerdings enorme Fortschritte, die mein Leben bereichern.

37. Leben mit Autismus im Erwachsenenalter

Im Kleinkind- und Schulalter zeigen sich bei autistischen Menschen bereits leichte Auffälligkeiten, die von den Bezugspersonen in der Regel noch akzeptiert werden. Mit dem Heranwachsen steigt jedoch die Tendenz zu kritischen Vorwürfen aus der Umgebung. Autistische Jugendliche erleben eine Hilflosigkeit, da sie zwar erkennen, dass etwas nicht stimmt, aber oft keine Anleitung erhalten, wie sie es richtig machen sollen.

In meinen frühen Lebensjahren waren diese Auffälligkeiten vorhanden, auch wenn ich als Kind meine Erlebnisse noch nicht bewusst reflektierte. Meine Eltern erinnern sich vor allem an erstaunliche Entwicklungsschritte, die ich gemacht habe. Eines Tages stand ich einfach auf und begann zu laufen, ohne je zuvor gekrabbelt zu sein.

Mit der Zeit wurden die Anforderungen an meine sozialen Fähigkeiten immer anspruchsvoller, und ich merkte, dass ich ihnen immer schwerer gerecht werden konnte. Dies verstärkte meine Symptome, besonders im Schul- und Pubertätsalter. Die bevorstehenden Entwicklungsaufgaben, wie körperliche Reifung und Identitätsbildung, bereiteten mir enorme Schwierigkeiten und erforderten einfühlsame Unterstützung, die mir leider fehlte.

In dieser Zeit traten zusätzliche Symptome auf wie Zwangsstörungen, Depressionen und suizidale Gedanken. Gleichzeitig rückten meine autistischen Merkmale stärker in den Vordergrund. Meine besonderen Interessen intensivierten sich und wurden nahezu zwanghaft verfolgt. Die Kluft zu nicht behinderten Jugendlichen wurde erheblich, und es schien, als würde ich vor den bevorstehenden Entwicklungsschritten in meine Welt der Spezialinteressen flüchten – eine Welt, die mir vertraut war und die ich kontrollieren konnte. Ich wage mich nun so weit vor, dass ich mit ziemlicher Sicherheit behaupten kann, dass sich alle autistischen Personen in diesen Zeilen wiedererkennen können.

Im Laufe des Lebens, insbesondere im Erwachsenenalter, mag es zunächst paradox erscheinen, dass der Bedarf an Unterstützung steigt. Schließlich erwartet man, dass man mit zunehmendem Alter dazulernt, oder nicht? Lange Zeit habe ich mich aufgrund dieser Tatsache für meine Situation geschämt und mich selbst verurteilt. Äußerungen wie „Du hättest das früher besser gekonnt" oder „Du bist kein Baby mehr" verletzen mich zutiefst, da ich hart an mir arbeite, jedoch oft auf meine vermeintlichen Mängel hingewiesen werde. Dennoch haben folgende Erkenntnisse mir geholfen, meine Situation besser zu akzeptieren.

Während ich in meiner Kindheit und frühen Jugend lebenspraktische Fertigkeiten erlernen musste, was mir manchmal recht leichtfiel, treten im Erwachsenenalter zusätzliche Herausforderungen auf, insbesondere im sozialen Bereich. Die Bewältigung von Stress, die Jobsuche, die Anpassung an den Arbeitsalltag, die Gestaltung von Beziehungen und der Umgang mit meiner eigenen Identität sind nur einige der neuen Herausforderungen. Ohne Hilfe gelingen mir diese Dinge einfach nicht. Daher fühle ich mich oft wie eine erwachsene Person, die jedoch in der Unsicherheit eines Kindes gefangen ist, aber das ist eben der Autismus. Hier wird er sehr deutlich spürbar.

Die Diagnosestellung war daraufhin ein bedeutender Moment in meinem Leben. Sie hat mir geholfen, meine Schwierigkeiten besser zu verstehen und wahrzunehmen und einen Rahmen für meinen individuellen Unterstützungsbedarf zu schaffen. Es ist ein Prozess der Selbstreflexion und Selbstakzeptanz, in dem ich lerne, meine Autismus-Diagnose als Teil meiner Identität anzunehmen und mich nicht länger für mein Anderssein zu verurteilen. Mehr dazu findet sich im Kapitel „Diagnose im Erwachsenenalter".

Es erforderte Zeit und Geduld, mich selbst besser kennenzulernen und herauszufinden, in welchen Umgebungen und Situationen ich am besten gedeihen kann. Dieser Prozess ist nicht immer einfach, aber er hilft mir, ein erfülltes und authentisches Leben zu führen. Ich bezweifle übrigens, dass dieser Prozess jemals komplett abgeschlossen sein wird, auch bei Neurotypischen nicht. Das ist auch vollkommen in Ordnung so, und du bist auch vollkommen in Ordnung, so wie du bist!

Abschließend kann ich sagen, dass die Lebensphase des Erwachsenwerdens, in der wir Verantwortung für uns und unsere Zukunft übernehmen, oft überwältigend ist – übrigens auch für unsere neurotypischen Mitmenschen. Es ist jedoch wichtig zu betonen, dass wir, insbesondere nach der Diagnosestellung, nicht „autistischer" werden, sondern dass wir lediglich beginnen, unsere wahren Bedürfnisse, Wünsche, Vorlieben, Abneigungen, Grenzen und vieles mehr zu verstehen und deren Berücksichtigung einzufordern. Indem wir uns selbst besser akzeptieren und unsere persönlichen Potenziale entfalten, könnten wir ein erfülltes und zufriedenes Leben führen. Dabei spielen Unterstützung und Verständnis von unserem Umfeld eine entscheidende Rolle.

38. Intelligenz

Intelligenz zeigt sich bei Autismus nicht immer in den traditionell akademischen Bereichen. Es ist wichtig zu betonen, dass autistische Menschen trotzdem keine übernatürlichen Fähigkeiten haben, wie sie manchmal in Filmen dargestellt werden. Viele ziehen noch immer den Film „Rain Man“ als Referenz heran, wenn es um Autismus geht. Doch nein, ich kann nicht auf einen Blick sagen, wie viele Streichhölzer da heruntergefallen sind. Keine Superheldenkostüme, keine geheimen Batmobile – Autismus ist weit entfernt von solchen Klischees. Die Messung von Intelligenz bei autistischen Menschen ist sehr komplex, da herkömmliche Kriterien nicht immer zutreffend sind. Ein höherer Intelligenzquotient bedeutet übrigens nicht zwangsläufig einen besseren Verlauf der Entwicklungsstörung.

In meiner eigenen Erfahrung wird der Verlauf oft von ritualisiertem Verhalten, Stereotypien, Ängsten und nicht zuletzt der sozialen Umwelt beeinflusst, die den positiven Effekt der Intelligenz überlagern können. Autistische Intelligenz geht häufig mit lebendigen Spezialinteressen einher, und autistische Individuen mit herausragenden Fähigkeiten sind oft Selbstlerner, aber nur in ihren spezifischen Interessensgebieten. Darin neigen sie ebenfalls dazu, Detailwissen zu erwerben, anstatt den umfassenden Zusammenhang zu erfassen.

In Teamarbeit stellt die Herausforderung für viele Autisten das Loslassen von Kontrolle dar. Das Verständnis dafür, dass Ergebnisse durch Beiträge anderer verbessert werden können, ist für sie schwer nachzuvollziehen. Teamarbeit, die auf Kommunikation und Austausch basiert, bleibt für Autisten schwer zugänglich, es sei denn, eine externe Person setzt außergewöhnliche Anstrengungen ein, um den autistischen Menschen behutsam in die Prinzipien der Teamarbeit einzuführen. Dabei ist es wichtig, dass die erklärende Person sich nicht unverstanden oder veräppelt fühlt, denn Autisten wissen es tatsächlich nicht besser und geben ganz bestimmt ihr Bestes.

Es ist förderlich, eine Verbindung zwischen dem emotionalen Zustand und dem Intellekt eines autistischen Menschen herzustellen; erst dann kann er oder sie wirklich verstehen. In herausfordernden Momenten kann eine unterstützende Person sagen: „Du wirfst gerade mit Dingen, weil du frustriert bist. Das kann ich nachvollziehen. Allerdings führt das dazu, dass deine Sachen kaputtgehen, und du musst sie anschließend aufräumen." Auf diese Weise erklärt die Bezugsperson dem Autisten, was er gerade empfindet, da er es oft selbst nicht vollständig erkennt oder greifen kann, und zeigt gleichzeitig die logische Konsequenz auf. Am besten verweist sie dann auf ein entlastendes Alternativverhalten.

Befindet sich der Autist in einem repetitiven Verhalten, das trotz schädlicher Auswirkungen weitergeführt wird, kann es hilfreich sein festzulegen, wie oft diese Handlung wiederholt werden darf und was im Anschluss erfolgt. Ein persönliches Beispiel wäre, dass ich wiederholt Karten auf den Tisch warf, um sicherzustellen, dass sie auf eine bestimmte Weise fielen. Dabei achtete ich nicht darauf, dass es sich nicht um meine eigenen Karten handelte und dass dies Schaden anrichten könnte. Ohne erkennbare Vorwarnung wurden mir die Karten weggenommen, was zu einem Schreckmoment und letztlich einem Meltdown führte. Autisten empfinden eine tiefgreifende Freude an der Beschaffenheit von Dingen und ihrer Interaktion damit, was dazu führen kann, dass sie darin versinken, sie hängen regelrecht in einer Art Dauerschleife fest. In solchen Momenten benötigen sie einfühlsame Unterstützung, um ihre Gedanken behutsam auf etwas anderes lenken zu können.

In der Vielschichtigkeit der Kommunikation offenbart sich für den Autisten ein weites, undurchsichtiges Feld von Möglichkeiten und Anforderungen, das sich ihnen nicht auf intuitive Weise erschließt. Wenn jemand mich beispielsweise freundlich mit „Guten Morgen!" begrüßt, benötige ich einen Moment, um zu realisieren, dass ich mit einem „Guten Morgen" antworten sollte. Ich hatte den Menschen nämlich bis dahin gar nicht wahrgenommen. Es gibt Situationen, in denen ich auch mit „danke, gleichfalls" oder „dir auch" antworten muss, jedoch trifft das nicht immer zu. Wenn jemand sagt „Herzlichen Glückwunsch zum Geburtstag" wäre eine Antwort wie „dir auch" unpassend und es genügt ein „Danke". Bei der Aussage „Guten Appetit" wird es besonders knifflig. Zuerst muss ich ermitteln, ob die Person, die es sagt, nun selbst essen wird. Wenn ja, dann sollte ich ebenfalls einen guten Appetit wünschen, andernfalls ergibt es keinen Sinn und ein „Danke" reicht aus. „Mahlzeit" ist allerdings völlig unverständlich. Warum sagen Leute so etwas? Was antwortet man darauf? – „Danke, ich weiß, dass es Mittag ist." Manchmal ist man gar nicht darauf aus, etwas zu essen, und plötzlich wünscht jemand einem „Mahlzeit". Völlig unverständlich!

Dieses Beispiel einer simplen alltäglichen Situation verdeutlicht, vor welchen Herausforderungen selbst begabte oder beruflich erfolgreiche Autisten bei der angemessenen

Nutzung von Sprache und insbesondere des Sprachverständnisses stehen. Gleichzeitig zeigt es, wie sie ihre intellektuellen Fähigkeiten effektiv einsetzen können.

Ich bin gewissermaßen dazu angehalten, meinen analytischen Verstand einzusetzen, um all das zu erfassen, was andere Menschen durch ihre emotionalen Empfindungen ausdrücken und austauschen oder eben dem Kontext entziehen können. Daher sind Autisten auch nicht in der Lage, aus einer indirekten Aufforderung abzuleiten, was von ihnen erwartet wird. Es ist außerdem ratsam, Worte wie zum Beispiel „Gleich“, „Einen Moment bitte“, „Augenblick“, „Nachher“ oder „Später“ aus seinem Wortschatz zu streichen, wenn man mit einem Autisten kommuniziert. Sonst wird nämlich gegoogelt, wie lange ein Moment oder ein Augenblick per Definition dauert. Da findet man dann folgende Informationen: Eine Möglichkeit, die Zeitspanne eines „Augenblicks“ zu definieren, wäre, die Zeit zwischen zwei aufeinanderfolgenden Lidschlägen zu messen. Basierend auf dieser Betrachtung würde ein „Augenblick“ etwa vier bis sechs Sekunden dauern, was die Zeit darstellt, in der die Augen ununterbrochen geöffnet sind, bevor ein neuer Lidschlag erfolgt. Während des Lidschlags wird die Tränenflüssigkeit verteilt und die Augenoberfläche gereinigt. Etwa 300 bis 400 Millisekunden nach dem Beginn des Lidschlags öffnet sich das Auge erneut, was einen neuen „Augenblick“ markiert. Eine interessante Erkenntnis aus einer Studie von 2008 besagt, dass Frauen im Vergleich zu Männern nicht nur häufiger blinzeln, sondern auch schneller, mit etwa 19 Lidschlägen pro Minute im Vergleich zu etwa 11 bei Männern. https://www.seh-check.de/seh-maerchen/augenblick-wie-lange/

Nun ist der Autist vollständig abgelenkt und vertieft sich in Zahlen und Fakten. Im Ernst, solche vagen Aussagen verwirren Autisten sehr, denn Menschen halten sich nicht an Fakten. Sie haben ein Gefühl dafür, wie lange etwas dauert und was der Mitmensch gerade vorhat. Sehr aufmerksame Leser werden jetzt vielleicht schon kombinieren können, warum Autisten dazu nicht in der Lage sind. – Richtig! Kein Zeitgefühl, kein Einblick in fremde Perspektiven und völlige Kontextblindheit.

39. Das Wegträumen

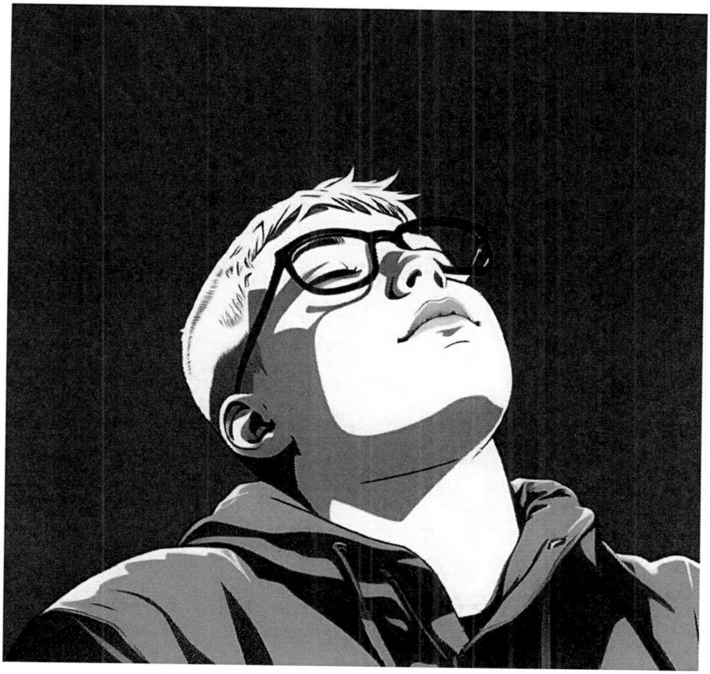

In meinem Bestreben, mich vor Überlastung zu schützen, ziehe ich mich gerne in eine ruhigere und weniger reizvolle Umgebung zurück, und manchmal finde ich diese in mir. In diesen Momenten mag es so wirken, als würde ich ins Leere starren, doch in Wahrheit tauche ich in meine eigenen tiefgründigen Gedankenwelten ab. Diese Orte sind für mich magisch, sie schenken mir Ruhe und Trost. Die Neigung zu Tagträumen begleitet mich schon seit frühester Kindheit, als ein tobender Spielmannszug mich in einen tiefen Schlaf wiegte. Ich träumte mich fort.

Während Gesprächen muss ich mich bewusst darauf konzentrieren, nicht abzudriften, um als höflich zu gelten. Tagträume oder das Wegträumen und Wegschlafen sind meine Art, meine eigene Welt zu gestalten, besonders in Momenten der Einsamkeit, Monotonie, des Erfolgsmangels oder während und nach traumatischen Erlebnissen. Diese Träume bieten mir eine Flucht aus der Realität, doch manchmal bleibt ihre Präsenz am Rande meiner Gedanken haften und ich reagiere nicht mehr auf Ansprache. Während wir bei einer resignierenden Persönlichkeit immer noch die gefühlsmäßige Beteiligung, wenn auch im Sinne der Enttäuschung, der Unlust, des Missmuts konstatieren, findet man bei den in Apathie verfallenen Menschen einen fortschreitenden Abbau der die Persönlichkeit kennzeichnenden Momente. Nicht selten flüchte ich mich also in mich selbst, um Situationen irgendwie auszuhalten. So kam vor einigen Jahren der Verdacht auf eine epileptische Störung auf, der sich jedoch nicht bestätigte.

Selbst in Momenten, in denen ich mich auf das Gesprochene konzentriere, mag es so aussehen, als würde ich ins Leere starren. Doch im Inneren versuche ich, mich anzupassen und eine Verbindung zu anderen herzustellen. Blickkontakt fällt mir schwer, und ich habe Schwierigkeiten, die subtilen Nuancen der Mimik anderer Menschen zu verstehen. Der tief in die Augen schauende Blick fühlt sich für mich entblößend an, und Blickkontakt kann mich hilflos in unbekanntem Terrain fühlen lassen. Ich kann einfach nicht unterscheiden zwischen „Du schaust mich an“ und „Du willst dich mit mir duellieren". Der autistische Blick geht deshalb weg vom Gesicht.

Die Suche nach Interaktion, um die grundlegende Einsamkeit zu überwinden, ist für mich eine enorme Herausforderung. Manchmal fühle ich mich wie das einsamste Wesen der Welt, da es mir außerordentlich schwerfällt, eine Verbindung zu meinen Mitmenschen herzustellen. Autistisch zu sein, ist vergleichbar damit, dass ein Panda versucht, sich ausschließlich von Bambus zu ernähren, obwohl sein Körper zum Fleischfressen ausgerichtet ist. Trotz unserer natürlichen sozialen Wesenheit haben autistische Menschen also Schwierigkeiten bei der Aufnahme von Beziehungen. Eigentlich kann ich zwischenmenschliche Beziehungen nicht einmal eindeutig definieren. Ab wann gilt es als Freundschaft? Wann wird jemand zur besten Freundin? Wann ist es Liebe? Was sind Bekanntschaften? Diese Dimensionen erfasse ich einfach nicht.

Es gilt, dass das „ins Leere starren" nicht immer bedeutet, dass die autistische Person desinteressiert ist. Es ist vielmehr ein Ausdruck einer einzigartigen Art und Weise, die Welt wahrzunehmen und zu verarbeiten. Autisten können leidenschaftlich und empfindsam sein, auch wenn es manchmal schwer zu erkennen ist.

40. Langeweile und Warten

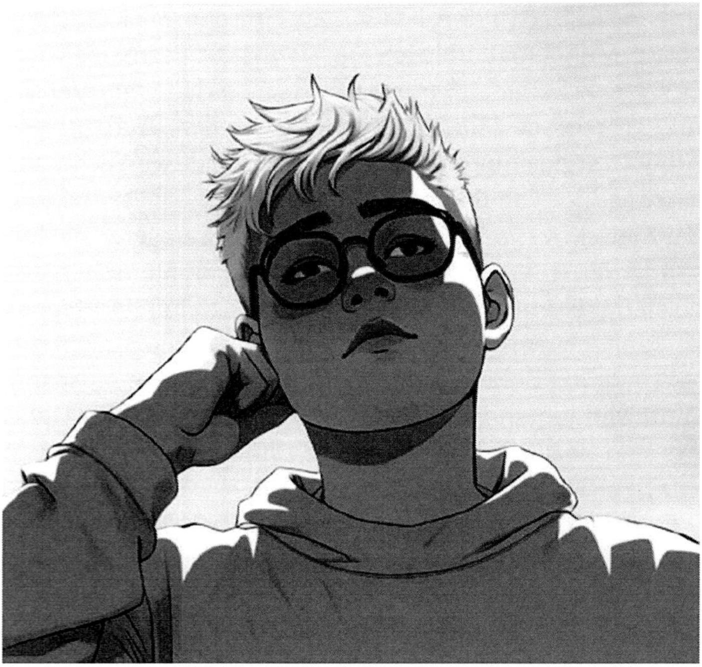

Menschen mit Autismus-Spektrum-Störungen (ASS) reagieren aufgrund erhöhter sensorischer Bedürfnisse und Empfindlichkeiten intensiver auf Reize oder das Fehlen dieser in ihrer Umgebung. Visuelle, auditive, taktile oder olfaktorische Reize spielen dabei eine wesentliche Rolle. In Situationen von Langeweile oder des Wartens, besonders in reizarmen Umgebungen, treten diese sensorischen Bedürfnisse verstärkt hervor und werden als unangenehm oder belastend empfunden. Dies kann dazu führen, dass Menschen mit ASS bestrebt sind, sich selbst Reize zuzuführen, um diese Empfindlichkeiten zu mildern. Andererseits kann die Unfähigkeit, angemessene Reize zu finden, leicht zu einem Zustand der Frustration führen. Weil man etwas voraussagt, zwar unbewusst, führt es zu einem Vorhersagefehler, wenn es nicht eintritt oder auf sich warten lässt. Daher finden wahrscheinlich alle Menschen das Warten doof. Weil wir aber nun wissen, dass das autistische Gehirn drastischer auf Vorhersagefehler reagiert, wird deutlich, weshalb sie so ungehalten werden können. Sie stehen unter Stress. Außerdem sieht der autistische Mensch den Kontext des Wartens nicht und kann nicht erkennen, weshalb man wartet und wie lange es vielleicht dauern wird. Alle Sicherheit gebenden Antworten sind für ihn nicht dem Kontext zu entziehen. Deswegen sind Erklärungen so wichtig.

Routinen und Strukturen sind ebenfalls essentiell im Leben vieler Autisten, bieten Sicherheit und Orientierung. Die Unterbrechung dieser Strukturen, wie sie während des Wartens auftreten kann, wird als belastend empfunden, da sie gewohnte Abläufe stört und Unsicherheit verursacht.

Einige Autisten weisen spezifische kognitive Stile auf, die ihre Zeitwahrnehmung und ihre Fähigkeit beeinflussen können, mit Inaktivität umzugehen. Dies kann zu einer geringeren Toleranz gegenüber Langeweile führen, da die Zeit auf eine Weise erlebt wird, die von der herkömmlichen Zeitwahrnehmung abweicht.

Die Unvorhersehbarkeit der Zeit beherrscht meine Gedanken, und ich frage mich immer wieder: Wann wird es endlich weitergehen? Wird es länger dauern als erwartet? Was geschieht danach?

Die Minuten ziehen sich wie zäher Sirup. In meiner Welt, in der die Zeit ihre eigenen, oft unberechenbaren Wege geht, fehlt mir die Fähigkeit, mich auf das Hier und Jetzt zu fokussieren. Während ich weiter warte, werde ich unruhig. Mein Verhalten wird von dieser inneren Unruhe geprägt – vielleicht bewege ich mich nervös hin und her oder finde es schwer, still zu sitzen. Manchmal kann meine Frustration sogar in Form von impulsivem Handeln, wie dem Umwerfen von Dingen oder einem Meltdown, zum Ausdruck kommen. Ich habe Schwierigkeiten, dann selbstständig meine Aufmerksamkeit auf andere Dinge zu lenken, da meine Gedanken von der Wartezeit dominiert werden.

Ich frage mich, ob die Zeit für andere genauso schwer zu fassen ist, ob sie diese ungreifbare Dimension genauso intensiv erleben wie ich. Die Minuten werden zu endlosen Weiten, und ich versuche, in ihrem Wirrwarr einen Sinn für mich und mein Tun zu finden.

Die Minuten dehnen sich aus. Es ist nicht nur Langeweile, sondern eine Überforderung durch die Unterforderung meiner Sinne. Erst wenn alle Gedanken in meinem Kopf Futter bekommen, bin ich in der Lage, mich zu entspannen. Man muss also Umstände schaffen, in denen Gedanken keinen Hunger leiden müssen. Im Gegensatz zu den meisten Menschen finde ich durch kognitive Aktivität Ruhe. Leider werden meine Gedanken vom Warten dominiert. Die Tatsache, dass ich dann oft nicht weiß, wie ich meine eigentlich freie Zeit füllen kann, macht es noch schwieriger, mich zu beschäftigen.

Während ich weiter warte, bleibt die Unsicherheit meine einzige Gewissheit. In diesen Momenten versuche ich, meine eigene Art des Umgangs damit zu finden, auch wenn mir das selten gut gelingt. Das bedeutet, dass Hilfe von außen in diesen Momenten notwendig wird.

Die Verminderung von Unsicherheit in Phasen der Langeweile oder des Wartens kann durch vorherige Kommunikation und die klare Darstellung des Zeitrahmens sowie durch die deutliche Festlegung von Erwartungen und strukturierten Folgeaktivitäten erreicht werden. Es besteht die Möglichkeit, sinnvolle Beschäftigungsmöglichkeiten anzubieten, die den individuellen Interessen entsprechen. Dabei sollten sensorische Bedürfnisse durch den Einsatz von Tools wie Fidget Toys oder Kopfhörern berücksichtigt werden. Die Förderung einer offenen Kommunikation über Gefühle gewinnt in diesen Momenten an Bedeutung. Wesentlich sind dabei Akzeptanz, Geduld und Respekt gegenüber den persönlichen Bedürfnissen.

41. Empathie und Perspektivübernahme

In meinem Kopf existiert eine Welt voller Gedanken und Ideen, die ausschließlich mir gehören. Doch es gestaltet sich nicht immer einfach zu erkennen, dass auch andere Menschen ihre eigenen Gedanken und Gefühle besitzen, welche sich von meinen unterscheiden. Dementsprechend neige ich dazu anzunehmen, dass andere Personen Bescheid wüssten, selbst wenn ich meine Gedanken nicht ausgesprochen habe. Dieses Rätsel, das für die meisten Menschen intuitiv lösbar zu sein scheint, wird als das „Theory of Mind"-Problem bezeichnet und stellt eine der vielen typischen Hindernisse dar, denen Autisten gegenüberstehen.

Die „Theory of Mind" bezieht sich also auf die Fähigkeit, sich bewusst zu sein, dass andere Menschen unterschiedliche mentale Zustände haben und ihre eigenen Gedanken, Überzeugungen, Absichten und Emotionen besitzen. Bei vielen Autisten ist diese Fähigkeit eingeschränkt, was zu Missverständnissen und Schwierigkeiten in sozialen Interaktionen führt. In der Therapie habe ich viel über Kommunikation erfahren. Erst da stellte sich heraus, dass andere Menschen um mich herum nicht wissen, was ich weiß. Das zu begreifen, ist mir kaum möglich. Ich kann mir einfach nicht vorstellen, dass sie die Dinge nicht so wahrnehmen wie ich. Es ist so logisch in meinem Kopf, daher nehme ich an, dass es für alle anderen ebenso ist. Menschen nehme ich noch dazu selten wahr. Ihre Existenz ist sehr verschwommen. Dementsprechend komme ich gar nicht auf die Idee, mit ihnen in Kontakt zu treten, um ggf. Probleme zu lösen. Manchmal, wenn ich andere Menschen wahrnehme, sind sie für mich nur störend. Es fällt mir nie ein, dass sich ein Problem auf eine andere Weise als meine lösen lässt. Ich sitze Situationen dann aus und warte, dass eine neue eintritt, oder ich „verhalte mich".

Zum Beispiel kann es vorkommen, dass ich den Raum plötzlich verlasse. Man sagte mir, dass andere Menschen, neurotypische Menschen, sehr viel in ein Verhalten hineininterpretieren. Weil aber Autisten sich in ihrer Wahrnehmung und daraufhin in ihrem Verhalten so sehr von neurotypischen Menschen unterscheiden, gibt es viele Fehlinterpretationen. Autisten werden als arrogant oder unfreundlich, faul und missmutig wahrgenommen. Ich jedoch verließ den Raum, weil es so sehr nach Salami roch. Das war für mich nicht auszuhalten, während die anderen es gar nicht zu bemerken schienen. Nun existieren Menschen, wie gesagt, kaum in meiner Welt, also ging ich ohne etwas zu sagen hinaus. Logische Konsequenz. Ist ein Ort nicht angenehm, geht man an einen anderen Ort. So logisch für mich, dass ich regelmäßig übersehe, dass es für andere nicht so ist. Ich interpretiere in mein Verhalten und das Verhalten anderer Menschen nichts hinein. Ehrlicherweise fällt es mir nicht mal auf, weil ich ohnehin keine Informationen daraus entnehmen kann. Als neurotypische Person sollte man ganz viel nachfragen. Bitte aber nicht alle Fragen zu rasch hintereinander. Autisten haben eine verlangsamte Wahrnehmung (Delay-Wahrnehmung) und brauchen Zeit, Sprache zu verarbeiten. Jede neurotypische Person sollte verstehen, dass jedes Verhalten, das ein autistischer Mensch zeigt, sei es noch so seltsam, einen Sinn hat. Jeder Mensch agiert basierend auf seiner Wahrnehmung. Andere Wahrnehmung = anderes Verhalten. Es bringt nichts, autistisches Verhalten auf neurotypische Weise zu interpretieren. Ihr könnt nicht fühlen, was Autisten fühlen, also müsst ihr nachfragen: „Warum hast du den Raum verlassen?!"

Kurz gesagt, neurotypische Personen verstehen autistische Personen nicht intuitiv und autistische Personen verstehen neurotypische Personen nicht. Es ist, als ob ich nur die Oberfläche sehen, nur den Klang hören würde, ohne die tiefere Bedeutung zu erkennen.

Ein noch einfacheres Beispiel wäre, wenn jemand lacht. Das könnte bedeuten, dass er oder sie glücklich ist. Aber es könnte genauso gut eine Verlegenheitsreaktion sein. Diese subtilen Unterschiede sind für mich schwer zu entziffern, manchmal sogar unmöglich, und erfordern immer einen großen Aufwand. Wenn ich Menschen direkt anschaue, konzentriere ich mich oft ausschließlich auf ihre Münder, da von dort die Worte hervortreten.

Es fällt mir schwer zu begreifen, dass gesprochene Worte lediglich den kleinsten Teil der Kommunikation darstellen, da mir alles, was zwischen den sogenannten „Zeilen" liegt, verborgen bleibt.

Autisten sind einfach nicht intuitiv dazu in der Lage, die semantische Ebene zu verlassen.

Tatsächlich hat es mehr als zwei Jahrzehnte meines Lebens gedauert, bis mir durch meine Autismustherapie bewusst wurde, dass es scheinbar noch viel mehr zu entdecken gibt. Ein weiteres verbreitetes Missverständnis bezieht sich auf die wahren Absichten der Menschen. Wenn jemand beispielsweise fragt: „Könntest du mir bitte das Salz reichen?", erfasse ich zunächst nur die gesprochenen Worte. Es fällt mir schwer zu erkennen, dass hinter diesen Worten tatsächlich eine Bitte oder Aufforderung verborgen ist, selbst wenn sie nicht buchstäblich ausgesprochen wird.

Das Verständnis von Ironie oder Sarkasmus ist ebenfalls betroffen. Jemand könnte etwas sagen, aber in Wirklichkeit das Gegenteil meinen. Das ist wie ein verbaler Zaubertrick oder eine Geheimsprache für mich. Manchmal fühle ich mich wie ein Detektiv, der Hinweise sammelt, um herauszufinden, was andere denken könnten. Empathie erscheint für mich wie ein fremder Code, den ich entschlüsseln muss. Sobald ich den Code geknackt habe, kann ich sehr empathisch sein. Einige Leser oder Leserinnen könnten nun möglicherweise denken, dass sie irgendwann einmal gehört haben, dass Autisten Tiere und Menschen quälen und zu gewalttätigen Straftaten neigen, weil ihnen Menschen egal seien oder weil sie keine Gefühle hätten. Ich möchte nicht leugnen, dass es Fälle gibt, in denen auch Autisten boshaft handeln. Meistens beschränkt sich dieses Verhalten jedoch lediglich auf eine Art Neugier oder ein exploratives Verhalten.

Exploratives Verhalten bei Autismus kann oft missverstanden werden, besonders wenn es zu unglücklichen oder unerwünschten Ergebnissen führt. Ein Beispiel dafür ist Dennis, ein Freund aus meiner Autismus-Selbsthilfegruppe, der als Kind den sprechenden Vogel seiner Mutter reinigen wollte. Dennis' Absicht war gut, doch sein begrenztes Verständnis der Realität und seine Neugier führten zu einem tragischen Unglück: Er ertränkte versehentlich den Vogel. Es ist wichtig zu verstehen, dass Dennis' Handlung nicht aus Boshaftigkeit oder einer Gleichgültigkeit gegenüber dem Vogel oder anderen Lebewesen resultierte. Stattdessen war es eine Folge seiner eingeschränkten Fähigkeit, die Konsequenzen seines Handelns vollständig zu verstehen, gepaart mit einer natürlichen Neugierde, die viele Autisten zeigen. Autisten wie Dennis können eine starke Faszination für bestimmte Dinge oder Phänomene haben und möchten diese genauer erkunden. In diesem Fall wollte Dennis den sprechenden Vogel kennenlernen und möglicherweise verstehen, wie er funktioniert.

Das unterscheidet Autisten von Egoisten, Psychopathen und Soziopathen. Ein Egoist beispielsweise spart die anderen aus, weil ihm die Bedürfnisse der anderen egal sind. Ein Autist berücksichtigt die anderen nicht, weil er es nicht kann. Fehlende Gegenseitigkeit in Beziehungen lässt sich ebenfalls auf dieses Problem zurückführen.

Manchmal fühle ich mich, als würde ich durch eine Milchglasscheibe auf die Welt blicken, unfähig, die subtilen Schwingungen der Emotionen in vollem Umfang zu erfassen. Das bedeutet jedoch nicht, dass ich nicht interessiert bin. Im Gegenteil, mein Verlangen, mich mit anderen zu verbinden, ist stark. Die Werkzeuge, die ich dafür nutze, unterscheiden sich jedoch von denen der meisten Menschen. Autisten könnten versuchen, Kontakt aufzunehmen, indem sie schlagen, beißen oder kneifen, was natürlich nicht akzeptabel ist. In der Therapie sollte behutsam an solchen Verhaltensweisen gearbeitet werden.

Autisten können sich nicht in andere hineinversetzen, das ist ein ziemlich bekanntes Problem, auf das ich in den vorherigen Absätzen eingegangen bin. Sie haben keine Vorstellungen davon, was andere Menschen fühlen oder denken könnten. Doch was häufig außer Acht gelassen wird, ist, dass dieses Problem noch weitreichendere Folgen hat. In der autistischen Wahrnehmung sind Menschen fest mit bestimmten Orten verbunden, und ihre Existenz ist auf diese Orte beschränkt. Dies verdeutlicht Schwierigkeiten bei der Vorstellung, dass Menschen unabhängig von der eigenen unmittelbaren Wahrnehmung und des direkten Interaktionsmoments ein eigenständiges Leben führen und weiterhin existieren. Ein Vergleich mit Videospielen, wo Charaktere nur erscheinen, wenn der Protagonist, also der Spieler, anwesend ist, spiegelt den begrenzten Rahmen der Vorstellung von Realität eines Autisten ganz gut wider. Für Menschen mit Autismus kann es anspruchsvoll sein, die Autonomie und Individualität anderer zu erfassen. Ein Beispiel dafür ist meine Wahrnehmung von Lehrern. In der Schule dachte ich, dass Lehrer nur dort anzutreffen sind – was im Grunde richtig ist.

Allerdings habe ich nie darüber nachgedacht, dass sie auch ein Privatleben haben. Auch als meine Betreuerin ihre Arbeitsstelle wechselte, konnte ich einfach nicht verstehen, wie so etwas möglich ist. Für mich agierte sie ausschließlich in ihrer beruflichen Funktion. Nach einem Treffen mit ihr schien sie einfach aufzuhören zu existieren. Für mich war Feierabend gleichbedeutend mit dem Herunterfahren eines Computers, der am nächsten Tag wieder wie gewohnt und zuverlässig für mich funktionierte. Daher habe ich Ausfälle meiner Betreuung aufgrund von Krankheit als „kaputtgehen" wahrgenommen. Es musste mir mühsam erklärt werden, dass Menschen nicht wie Systeme funktionieren und nicht wie Gegenstände kaputtgehen und repariert werden müssen.

42. Das Norma(le) Ich

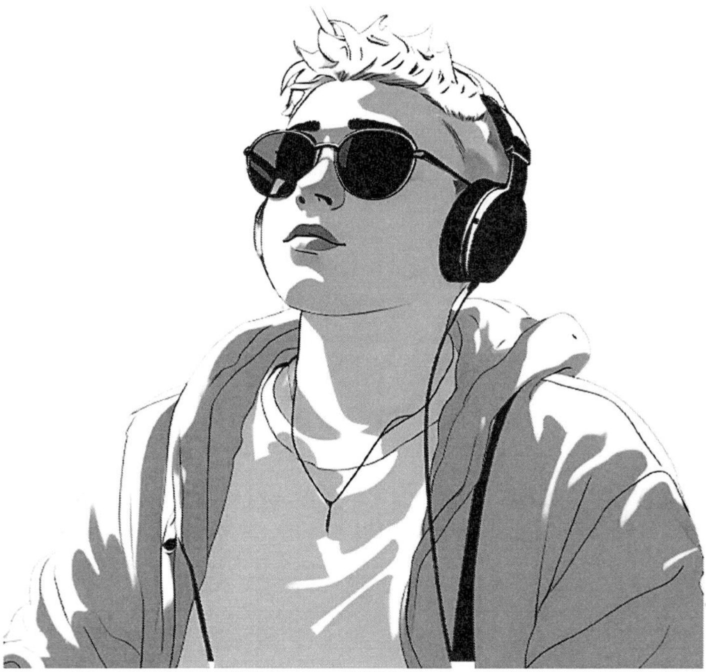

In meinem Kopf gibt es zwei Versionen von mir. Da bin natürlich ich, die echte Version, die mit den vielen Gedanken, die in wilden Spiralen durch mein Gehirn sausen. Und dann gibt es diese andere Version von mir, nennen wir sie „Norma“, die in meinen Gedanken herumspaziert wie ein perfekt gestyltes Model auf einem Laufsteg.

Norma ziert eine Mähne aus glänzenden blonden, langen Haaren, die stets perfekt fallen. Sie benötigt keine drastischen Frisurveränderungen, um stressbedingtes Zupfen zu vermeiden. Ihre Augen sind von dieser Farbe, die man nicht genau benennen kann, aber die alle beeindruckt. Sie lächelt immer, ohne Anstrengung, und ihre Haut ist so glatt wie ein Babypopo. Ganz ohne darüber nachdenken zu müssen, erfüllt sie die Anforderungen, die an sie gestellt werden. Norma trägt die neuesten Modetrends und ihre Outfits passen immer perfekt zueinander.

Manchmal, wenn ich in meine eigene kleine Welt versunken bin, taucht Norma plötzlich auf. Sie steht da in meinem Kopf, mit einem breiten Grinsen. „Schau mal, wie alle um dich herum miteinander sprechen, so einfach, als würden sie einem geheimen Schema folgen", sagt sie und zeigt auf die Menschen um mich herum, die miteinander plaudern.

Ich versuche zu lächeln wie Norma es tut, aber es fühlt sich an, als ob meine Gesichtsmuskeln plötzlich beschließen würden, in den Streik zu treten. „Du solltest das auch können", flüstert Norma. „Du könntest einfach mitschwingen, so wie alle anderen." Ich nicke, obwohl ich weiß, dass es nicht so einfach ist. Die Worte verschwinden oft auf dem Weg von meinem Kopf zu meinem Mund, als wären sie auf einer geheimen Abkürzung verloren gegangen.

An manchen Tagen folgt mir Norma wie ein Schatten. Sie zeigt auf all die kleinen Nuancen, die ich nicht verstehe. Wie man Blickkontakt hält, ohne das Gefühl zu haben, komplett durchleuchtet zu werden, gar nackt vorm Gegenüber zu stehen. Wie man Witze macht, ohne sich darüber Gedanken zu machen, ob sie verstanden werden. „Komm schon, das ist doch nicht so schwer", sagt sie und wirbelt dabei eine unsichtbare Choreografie aus Selbstvertrauen um sich.

Während die Zeit vergeht, finde ich mich in den Jahren des jungen Erwachsenenalters wieder. Norma taucht immer dann auf, wenn es darum geht, all diese vermeintlichen Meilensteine eines Norma-len Lebens zu erreichen – das erste Date, die Universität, der berufliche Einstieg. Sie steht da in meinem Gedankenraum wie eine Coachin, die mir permanent zeigt, wie es, ganz selbstverständlich, gemacht werden sollte.

Norma ist gewissermaßen die Version von mir, die ich ab und zu gerne wäre. Aufgrund meiner Fähigkeit, viele Dinge durch meine Intelligenz zu erfassen, mag es den Eindruck erwecken, dass ich in gewisser Weise ähnlich wie Norma sein könnte. Doch immer wieder muss ich akzeptieren, dass Norma in der Hinsicht ein unerreichbares Ideal bleibt – eine Verlockung zu dem Leben, das ich führen könnte, wäre ich eine neurotypische Person. Aus diesem Grund hege ich manchmal den Wunsch, nicht so gut zu verstehen, wie nahe ich dem „Norma-len" komme. Denn gerade deshalb werde ich ständig daran erinnert, dass ich möglicherweise nie „normal" oder wie Norma sein werde. Fakt ist, Norma wird immer nur eine Wunsch-Version in meinem Kopf bleiben müssen.

43. Schlaf

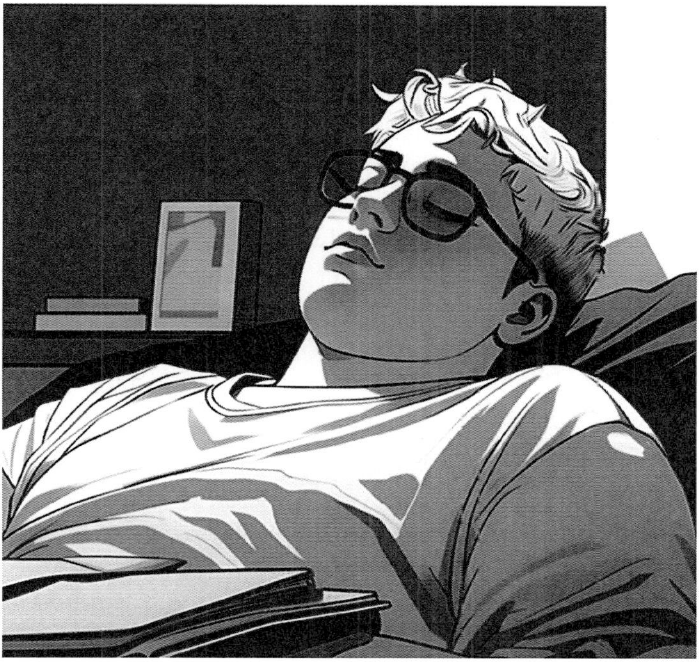

Autismus und Schlafprobleme bilden eine enge Verbindung. Autistische Menschen kämpfen oft mit Schlafproblemen, die auf verschiedene Faktoren zurückzuführen sind. Eine erhöhte Sensitivität gegenüber sensorischen Reizen wie Licht oder Geräusche kann den Schlaf beeinträchtigen. Sowohl das Licht, das durch den Raum streift, als auch die Geräusche, die sanft an das Ohr dringen, und sogar die Textur einer Bettdecke können sich zu einem kraftvollen Orchester der Sinne vereinen und überstimulieren. Zudem macht die starke Abhängigkeit von Routinen und Strukturen Veränderungen im Schlafumfeld problematisch. In diesem ständigen Kampf um den Schlaf ist Routine mein treuer Begleiter. Meine abendlichen Rituale sind wie ein besänftigendes Wiegenlied für mein aufgewühltes Gehirn. Angst und Stress, oft begleitet von Kommunikationsproblemen und das Nachhallen des erlebten Tages, können ebenfalls den Schlaf negativ beeinflussen. Autisten haben, wie schon häufiger erwähnt, auch eine andere Wahrnehmung der Zeit, die Schwierigkeiten beim Einschlafen und Durchschlafen verursachen kann. Es ist, als ob mein Gehirn keinen Schalter für das begehrte „Ruhe-Signal" besäße. Die Grenze zwischen Tag und Nacht verwischt. Medizinische Faktoren wie gastrointestinale Probleme oder Begleiterkrankungen wie ADHS können ebenfalls eine Rolle spielen.

Die harmonische Einbettung in meine Schlafvorbereitung umfasst eine heiße Wärmflasche und das sanfte Aufeinanderreiben meiner Füße, begleitet von beruhigender Musik oder dem Blättern in einem Buch bei gedämpftem Licht. Dieses Ritual sendet meinem Gehirn das klare Signal, dass es Zeit ist, sich zur Ruhe zu betten. Gleichzeitig spielen speziell ausgewählte Kuscheltiere eine entscheidende Rolle, die ich nach einer speziellen Positionierung um mich herum platziere, um meine sensorische Wahrnehmung zu unterstützen. Jedes Kuscheltier füllt gezielt physiologische Hohlräume in liegender Position, sei es in der Seitenlage im Nacken oder in der Achselhöhle. Diese Methode, unter dem Namen „Deep Pressure Therapy" bekannt, wird nicht nur in meiner persönlichen Schlafvorbereitung integriert, sondern auch in der sensorischen Integrationstherapie angewandt. Dabei dient sie dazu, sensorische Wahrnehmungsstörungen zu behandeln und das Bewusstsein für den eigenen Körper zu fördern. Eine Gewichtsdecke verstärkt diesen beruhigenden Tiefendruckeffekt. Zur Unterstützung eines erholsamen Schlafs greife ich zusätzlich auf schlaffördernde Arzneimittel zurück.

Ausschließlich mit dieser Methode kann ein Einschlafen bei mir gelingen. Aber selbst in diesen Augenblicken bewusster Entspannung kann es geschehen, dass ich stundenlang im sanften Dunkel verweile und mich frage, ob die Welt da draußen ebenso wach und still ist wie ich. Die Nacht bietet mehr Kontrolle über die Umgebung. Menschen, die Schwierigkeiten mit Veränderungen oder Kontrollverlust haben, können die Nacht als Zeit betrachten, in der sie ihre Umgebung besser ertragen. Tagsüber gibt es des Weiteren mehr soziale Interaktionen, was für manche Menschen stressig oder überfordernd sein kann, gerade für Autisten. In der Nacht sind diese Interaktionen häufig reduziert, was zu einem Gefühl der Entlastung führt. Wer würde sich da nicht gerne in die Nacht flüchten? Sollte ich nach vier Uhr morgens erwachen oder noch wach sein, erweist sich ein (erneutes) Einschlummern, trotz der noch spürbaren Müdigkeit, als wenig realistische Option. Ein solcher Versuch würde nämlich bis in die späten Morgenstunden andauern. Zudem würde er die erneute Ausführung meiner Routine erfordern, die natürlich nicht für derlei Stunden vorgesehen ist. Meine Routine ist nämlich stets um 22 Uhr angesiedelt.

Eine individuell angepasste Herangehensweise, die die spezifischen Bedürfnisse und Herausforderungen berücksichtigt, ist also enorm wichtig, um Schlafprobleme bei autistischen Menschen zu bewältigen. Bei persistierenden Problemen kann die Konsultation eines Fachmanns und eine medikamentöse Behandlung empfehlenswert sein.

44. Spielen

Menschen im Autismus-Spektrum haben eine besondere Art, sozial zu interagieren und zu kommunizieren. Diese Einzigartigkeit zeigt sich auch im Spielverhalten. Im Vergleich zu neurotypischen Personen zeigen autistische Kinder oft ganz spezielle Vorlieben, Muster und Spielweisen. Bei mir zum Beispiel waren repetitive Verhaltensweisen und starke Interessen im Spiel auffällig, als ich noch jünger war. Darüber hinaus können autistische Kinder auch sogenanntes „selbststimulierendes Verhalten“ zeigen, das sich in wiederholten oder andauernden Aktivitäten manifestiert, die sie beruhigen oder stimulieren. Dies kann sich beispielsweise in sensorischen Aktivitäten wie Matschen, Kneten oder dem Erkunden unbekannter Materialien äußern. Ich erinnere mich daran, wie ich stundenlang mit meinen Bausteinen spielen konnte und sie immer wieder in bestimmten Formationen aufstellte.

Die Art, wie mit Spielzeug interagiert wird, kann ganz anders sein. Beispielsweise können autistische Kinder dazu neigen, sich nur mit Teilen eines Spielzeugs zu beschäftigen, anstatt mit dem gesamten Spielzeug, und dabei ihre Vorlieben für Farben, Bewegungen und Materialien zum Ausdruck bringen. Ich erinnere mich an mein intensives Erforschen und Untersuchen von Gegenständen. Während andere Kinder vielleicht mit einem Spielzeugauto einfach nur fahren würden, war ich fasziniert von den Rädern, ihrer Bewegung und der Beschaffenheit des Autos.

Fantasie- und Rollenspiele, die bei anderen Kindern beliebt waren, waren bei mir kaum ausgeprägt, was äußerst typisch für Kinder im Autismus-Spektrum ist. Sie ergeben für sie einfach keinen Sinn. Warum sollte man so tun, als sei die Puppe lebendig? Ich erinnere mich daran, dass ich arge Schwierigkeiten hatte, in fiktive Szenarien einzutauchen oder mich in bestimmte Rollen hineinzuversetzen. Stattdessen fand ich oft Trost und Freude darin, Dinge aufzureihen. Ich hegte eine Vorliebe dafür, wie es für alle kleinen Kinder typisch ist, mit Farben zu malen, Töne zu erkunden und mich an verschiedenen Texturen zu erfreuen. Doch diese Dinge schienen mich zu fesseln, und ihr Einfluss erstreckte sich über eine ungewöhnlich lange Zeitspanne. Gelegentlich mag ich es noch heute, auf meine Weise zu spielen, obwohl ich längst erwachsen bin. In dieser Hinsicht werden viele autistische Personen nicht erwachsen und stecken sozusagen im ewigen Kindsein fest, was sie von sich aus aber überhaupt nicht stört. Zusammenfassend lässt sich sagen, dass der Unterschied im Spielverhalten zwischen autistischen und nicht-autistischen Kindern auf dieser Grundlage beruht. Während nicht-autistische Kinder in ihren Spielen in eine Fantasiewelt eintauchen und ihr Spielverhalten von der Interaktion zu anderen lebt, finden autistische Kinder ihre Freude an der Beschaffenheit des Materials.

Kürzlich war ich mit meiner Therapeutin auf einem Spielplatz, und sie machte mich darauf aufmerksam, die anderen Kinder zu beachten. So fielen diese mir überhaupt erst auf. Ich beobachtete ihr Verhalten und war total erstaunt, als meine Therapeutin mir erklärte, dass es normal sei, dass Kinder so tun, als wären sie Pferde oder Piraten. Sie erklärte mir weiter, dass man aus einem solchen Spielverhalten unglaublich viele therapeutische und pädagogische Schlüsse ziehen könne. Da wurde mir persönlich das erste Mal klar, wie anders ich mich als Kind verhalten habe. Plötzlich erschienen mir meine damaligen Spitznamen „Google“ und „Professor“ gar nicht mehr so abwegig.

Autisten können sich nämlich schon in sehr jungem Alter auch intensiv für ungewöhnliche oder spezielle Themen begeistern, was als Spezialinteresse bezeichnet wird.

Dies äußert sich oft durch exzessives Wissen oder starkes Engagement in bestimmten Bereichen, einschließlich Aktivitäten wie Spielen. Diese Besonderheiten im Spiel helfen autistischen Kindern und manchmal eben auch autistischen Erwachsenen, die Welt auf eigene Art zu entdecken und zu verstehen. Sie lernen Details und Feinheiten kennen, die sie irgendwann eventuell befähigen können, einen Blick auf das große Ganze zu werfen.

45. Erschöpfung

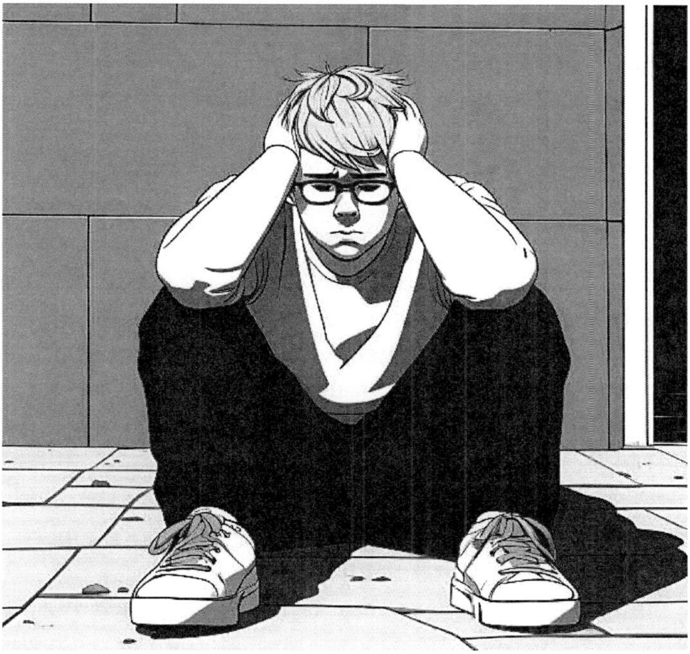

Die ständige Erschöpfung, die oft mit Autismus einhergeht, ist ein stiller Begleiter im Alltag. Ein unermüdlicher dunkler Fleck, der meine Energiereserven zu leeren scheint, ohne dass ich es immer rechtzeitig bemerke. Dieses Thema wird selten angesprochen, vielleicht weil es sich nicht immer in körperlicher Erschöpfung manifestiert, sondern vielmehr eine emotionale und mentale Last trägt. Möglicherweise spürt man die körperliche Müdigkeit nicht wirklich, weil man es gar nicht gewohnt ist, darauf zu achten; sie ist so selbstverständlich im eigenen Leben vorhanden.

Man stelle sich vor, man ist auf einer ständigen Expedition durch ein fremdes Land, das niemals schläft. Jede Reizwelle, jeder Klang, jede Bewegung wird zu einem Strom von Informationen, der das Gehirn bombardiert (und eine Nervenzelle verbraucht 16-mal so viel Energie wie eine Muskelzelle). Ein einfacher Einkauf im Supermarkt verwandelt sich in eine Flut von visuellen Eindrücken – die bunten Verpackungen, die Menschen, die sich bewegen, das Summen der Kühlschränke. Es ist, als ob alle Sinne auf Steroiden liefen, und man kämpft darum, nicht von der Überflutung weggespült zu werden. Man kämpft um die Stabilität der eigenen Wahrnehmung. Man sucht in dem Chaos einen Sinn und eine Möglichkeit zur Wirksamkeit.

Im Kapitel „Zusammenhänge herstellen“ werden Erklärungsansätze für die Ursachen einer derartigen Reizüberflutung bei Menschen mit Autismus behandelt.

Diese ständige sensorische Reizüberflutung ist nur ein Teil der Geschichte. Die sozialen Interaktionen sind ein weiteres Schlachtfeld, auf dem ich täglich kämpfe. Das Entschlüsseln von Gesichtsausdrücken, die Interpretation von Körpersprache und der Versuch, nonverbale Signale zu verstehen, erfordern enorme Anstrengung. Was für die meisten Menschen eine natürliche Handlung ist, erfordert von mir ein ständiges Dekodieren und Analysieren.

Dazu kommen die unberechenbaren Wellen der Angst und der Reizbarkeit, die oft im Zuge meiner Bemühungen auftauchen. Die ständige Sorge, dass ich mich unangebracht verhalten könnte oder dass meine Handlungen nicht den sozialen Normen entsprechen, begleitet mich konstant. Es ist, als ob mein Gehirn sich in einem fortwährenden Alarmzustand befände und immer den nächsten potenziellen Stolperstein befürchte.

Die Realität, die ich täglich erlebe, wird von Fakten untermauert. Studien verdeutlichen, dass Menschen im Autismus-Spektrum anfälliger für Burn-Out, Angst und Depression sind. Die Verschmelzung aus sensorischer Sensitivität, kognitiven Hürden und sozialen Schwierigkeiten führt logischerweise dazu, dass meine mentale Energiereserve schneller aufgebraucht ist als die der neurotypischen Menschen.

Häufig entsteht in solchen Momenten ein gewisser Neid, der im Wunsch begründet liegt, ebenso viel leisten zu können wie andere. Warum kann ich nicht einfach den Alltag wie alle anderen bewältigen? Jeder Schritt, jeder Augenblick wird von der erschöpfenden Last begleitet. Selbst in vertrauten Umgebungen entgleitet mir der Boden unter den Füßen. Die Verzweiflung schlägt Wellen in meinem Herzen, während ich mich nach einem Ausweg sehne. Warum sind selbst vermeintlich einfache Aufgaben so schmerzhaft? Mir ist die eigentliche Antwort bewusst – ich bin autistisch. Doch ohne mehr Verständnis von der Umwelt werden keine geeigneteren Lebensbedingungen für Autisten geschaffen. Leider stoße ich noch viel zu oft auf Unverständnis, da diese Erschöpfung für Außenstehende unsichtbar und unfühlbar bleibt.

46. Alexithymie

In der facettenreichen Welt der Worte und Gefühle stelle ich oft fest, dass eine unsichtbare Barriere meine Kommunikation herausfordert. Diese Barriere trägt den Namen Alexithymie und begleitet mich auf meiner Lebensreise als autistischer Mensch.

Es mag für einige Leser und Leserinnen überraschend sein, dass dieses Phänomen einen Namen hat, und möglicherweise fühlt sich jemand durch diese Beschreibung, die ich im Folgenden ausführe, angesprochen. Für mich war es zumindest erstaunlich, als ich kürzlich davon erfuhr.

Das Erkennen von Emotionen, besonders subtile oder nuancierte, ist eine echte Herausforderung. Manchmal überfluten mich Gefühle, ohne dass ich genau benennen kann, was ich fühle oder warum. In einer Situation könnte ich körperliche Empfindungen wie einen schnelleren Herzschlag oder Verspannungen spüren, ohne jedoch genau zu verstehen, welche Emotionen diesen Reaktionen zugrunde liegen. Das Fehlen der Fähigkeit, diese Gefühle zu identifizieren und verbal auszudrücken, führt dazu, dass die autistische Person eher zurückhaltend oder distanziert wirkt, obwohl er oder sie innerlich durchaus von den Emotionen der anderen beeinflusst ist.

Ich finde es schwer, anderen verständlich zu machen, was in mir vorgeht. Während ich vielleicht eine intensive innere Welt erlebe, bleibt diese oft in mir gefangen, weil die Worte fehlen, um sie zu beschreiben.

Stattdessen drücke ich meine Emotionen oft auf andere Weisen aus. Mein Körper reagiert vielleicht mit Spannungen oder spezifischem Verhalten. Dies sind meine natürlichen

Wege, um mit den Emotionen umzugehen, die ich eben auch nicht vollständig verstehe. Es empfiehlt sich also, nach Ausdrucksmöglichkeiten zu suchen, die für alle Seiten verständlich sind. Verständigung ist nämlich immer nur dann möglich, wenn ein Reiz ein Individuum so wie ein anderes beeinflussen kann. Manchmal gelingt Kontakt mithilfe von Symbolen, weil sie bei allen Parteien die gleichen Reaktionen auslösen können. Musik, Kunst, Lyrik und andere kreative Formen dienen dann gegebenenfalls ebenfalls als Sprache, um sich mitzuteilen und eine Brücke zu den Mitmenschen zu schlagen.

47. Reden in der dritten Person und Neologismen

In meiner Welt, in der Worte wie bunte Perlen auf einer Kette liegen, kann es manchmal vorkommen, dass ich von mir in der dritten Person spreche oder Pronomina vertausche. Das mag auf den ersten Blick seltsam erscheinen, aber für mich hat es eine tiefere Bedeutung. Wenn ich von mir in der dritten Person spreche, ist es nicht so, als ob ich mich von mir selbst distanziere. Tatsächlich spiegelt es eher meine Bemühungen wider, meine Gedanken und Empfindungen in einer klaren und strukturierten Weise auszudrücken. Die Verwendung der dritten Person kann dabei helfen, Informationen in einem geordneteren und strukturierteren Format zu organisieren. Es ist, als würde ich meine Gedanken in eine bestimmte Form bringen müssen, um sie besser greifbar zu machen, es ist wie das Befolgen der Reihenfolge der bunten Perlen auf meiner Sprach-Kette. Auf einer Schatzsuche in einem riesigen Wald birgt jeder Baum, jeder Pfad, jeder Stein eine Information. Aber all diese Informationen gleichzeitig zu sortieren und zu kommunizieren, ist sehr überwältigend. Also beginne ich, die Worte einzeln zu betrachten und in besagtes Format einzusetzen. Beispielweise wenn ich von einer Situation erzähle, in der Geräusche mich überwältigen, kann es leichter sein zu sagen „(eigener Name) fühlt sich von den Lauten überfordert“. Dies ermöglicht es mir, die Emotion und das Erlebnis klarer zu vermitteln. In meiner persönlichen Reise habe ich gelernt, wie ich meine Gedanken am besten ausdrücken kann, und manchmal bedeutet das eben, von mir in der dritten Person oder im falschen Pronomen zu sprechen. Es ist meine Art, die bunte Vielfalt meiner Gedanken in eine klare und weitestgehend verständliche Sprache zu übersetzen.

Als Kind sprach ich oft in der dritten Person, was auf den ersten Blick ungewöhnlich erscheinen mag. Dieses Verhalten hängt mi der Entwicklung des Selbstbewusstseins und der Identitätsbildung zusammen. Bei vielen autistischen Menschen kann es eine Weile dauern, bis sie sich als eigenständige Person wahrnehmen. Das Reden in der dritten Person ist oft Ausdruck einer noch nicht vollständig entwickelten Fähigkeit zur Selbstidentifikation. Es handelt sich dabei nicht um eine Distanzierung oder das Betrachten von außen, sondern um einen Schritt in der sich entfaltenden Wahrnehmung des eigenen Ichs.

Bei autistischen Menschen kann es sein, dass diese Art der Wahrnehmung länger bestehen bleibt. Manche autistische Erwachsene können in bestimmten Situationen weiterhin in der dritten Person sprechen oder darauf zurückgreifen. Diese Sprache kann dabei als eine Form der Selbstorganisation oder als Hilfe zur Klärung von Gedanken dienen, wenn die direkte Identifikation mit dem eigenen ‚Ich' schwieriger ist.

Es bildet ein weiteres Muster auf meiner Kette von Wörtern, das dazu beiträgt, meine einzigartige Perspektive auf die Welt zu teilen. Für mich ist die Welt, wie schon häufiger erwähnt, intensiver und vielschichtiger. Die Klänge, die Farben, die Berührungen sind alle so reich und lebendig. Manchmal sind die herkömmlichen Worte einfach zu begrenzt, um diese Intensität zu erfassen. Da entstehen meine Neologismen, also Wortneuschöpfungen. Bestimmte Situationen werden von mir mit einem Gegenstand in Zusammenhang gebracht und dann danach benannt. Wenn ich beispielsweise etwas sehe, das so voller Farben ist, dass es fast schmerzt, könnte ich es „farbengrell" nennen – eine Mischung aus „Farben" und „übergrell" (ein Ausdruck für überwältigend). Wenn ich aus meinem Elternhaus Lebensmittel entwenden darf, nenne ich das „Einklaufen", da ich ja nicht dafür bezahle. „Murmeläugig" guckt man, wenn man mit weit aufgerissenen Augen starrt. Ein „Lachlampion" ist eine Person, deren Lachen so hell und strahlend ist, dass es wie ein Lampion durch den Raum schwebt. Als „Seelenregen" bezeichne ich das Weinen. Eigentlich gar nicht so schwer zu verstehen, oder?

48. Zusammenhänge verstehen

In der Welt der Autisten gelangen alle Reize unvermittelt und gleich stark an, ohne eine natürliche Filterung zwischen Wichtigem und Unwichtigem. Die autistische Wahrnehmung ist vielfältig und vom Bedeutungsspektrum her ohne nennenswerte Prägnanz. Menschliche Gesichter beispielsweise werden von anderen Gegenständen im Raum nicht hinsichtlich ihrer Bedeutung unterschieden. Weil ich beständig mit Vorhersagefehlern, also Überraschungen, konfrontiert bin, lenke ich meine Aufmerksamkeit intuitiv auf Einzelreize – wie den einzelnen Baum im dichten Wald –, um mich inmitten des Reizchaos zurechtzufinden, um irgendeine Art Orientierung zu erhalten. Diese Fokussierung auf Einzelheiten ermöglicht es, irgendwie mit der Vielzahl der Eindrücke umzugehen. Autisten sind daher sogenannte Bottom-Up-Denker. Sie schließen anhand der Details auf das Ganze. Bei neurotypischen Menschen ist das genau andersherum.

Autistische Menschen lernen auf eine einzigartige Weise. Um dies zu verdeutlichen, können wir die Wahrnehmung eines Apfels als Analogie verwenden.

Wir haben einen grünen Apfel. Für die meisten Menschen ist ein Apfel einfach ein Apfel. Sie erkennen, dass es ein Apfel ist, und das reicht aus, um zu verstehen. Auf einen Blick sind ihnen die Gemeinsamkeiten aller Äpfel klar, egal, ob es sich um Gala, Granny Smith, Fuji, Red Delicious, Honeycrisp, Pink Lady, Braeburn, Jonagold, Golden Delicious oder Ambrosia handelt. Von diesen Gemeinsamkeiten ausgehend, benennen sie den angesprochenen grünen Apfel auch als solchen. Die Fähigkeit, aus der Vielzahl der verfügbaren Daten jene zu selektieren, die es ermöglichen, diese in erster Linie der Gattung des Gegenstands zuzuordnen, fehlt bei Autisten. Dieser Schritt zur Generalisierung ist für sie nicht möglich, da sie so viele gleichbedeutende Details im Kopf haben. Man könnte also annehmen, dass die bemerkenswerte Merkfähigkeit für optische und sprachliche Einzelheiten auf Kosten der Erkennung von Zusammenhängen geht. Das betrifft nicht nur sprachliche und bildliche, sondern auch soziale Zusammenhänge. Für autistische Menschen könnte daher selbst die geringste Abweichung wie im Apfel-Beispiel ein kleiner Fleck auf dem Apfel, eine andere Farbe oder ein Blatt am Stiel die gesamte Wahrnehmung des Apfels verändern. Für autistische Menschen ist es wichtig, die Details zu bemerken und zu verstehen, um den Apfel wirklich zu begreifen. Das autistische Gehirn sucht alle Details zusammen, um sich absolut sicher zu sein. Natürlich haben auch autistische Menschen irgendwann verstanden, wie die Gegenstände in ihrer Umgebung heißen und welche Funktion sie erfüllen. Sie sind ja nicht dumm.

Jetzt übertragen wir diese Idee allerdings mal auf soziale Situationen, denn hier wird es schon bedeutend schwieriger. Wenn autistische Menschen soziale Interaktionen erleben, nehmen sie oft subtile Signale wahr, die für andere möglicherweise nicht wichtig sind. Eine winzige Veränderung kann für sie bedeutsam sein und die ganze Situation verändern. Unsere Gesichtsmimik beispielsweise wird von mehr als 400 Muskeln gesteuert. Für Autisten ist kein Detail zu klein, keine Pore zu unscheinbar und kein Pickel zu unbedeutend. Jedes Haar hat seinen Moment im Rampenlicht, jede Falte erzählt ihre eigene Geschichte, und jede Narbe bekommt den roten Teppich ausgerollt. Das führt dazu, dass eine Reduktion des wahrgenommenen Gesichts auf jene elementaren Zeichen, aus denen ein mimischer Ausdruck als Zeichen für Gemütszustände erzeugt wird, nicht möglich ist. Autisten verbleiben im Detail.

Die bunt schillernde Vielfalt der wahrgenommenen Details erfordert bei Autisten jedoch mehr als nur einen kleinen Teil des Gehirns. Nein, hier werden ganze Nervenbahnen für jedes einzelne Detail beansprucht. Nichts ist weniger wichtig als das andere, und so kommt es auch im Gehirn an. Das ist so, als ob man für jede Socke im Schrank einen eigenen Kleiderbügel bräuchte – energetisch anspruchsvoll und irgendwann einfach zu viel. Kein Wunder, dass Autisten dann nach ruhigen Rückzugsorten suchen, vielleicht sogar unter Stühlen oder Tischen. Manchmal würde ich sogar gerne unter einem gigantischen Hut verschwinden, wenn es denn möglich wäre, wie in einem Zaubertrick, und wahrscheinlich wäre der Hut rund, was mir natürlich noch mehr entgegenkäme.

Eine andere Strategie besteht darin, extrem starke Reize hinzuzufügen, die die Aufmerksamkeit weitgehend von anderen Informationsquellen ablenken. Autisten suchen dann Zuflucht in ihren stereotypen Handlungen. Dieses Verhalten führt offensichtlich zu weiteren Hindernissen für die Kommunikation.

Im Jahr 2002 schrieb Michael Tomasello: „Wenn ein Kind in eine Welt geboren würde, in der dasselbe Ereignis nie wiederkehrte, derselbe Gegenstand nie zweimal erschiene und Erwachsene nie dieselben Ausdrücke im selben Kontext verwendeten, dann würde es im Allgemeinen schwer sein zu sehen, wie dieses Kind eine natürliche Sprache erwerben könnte, unabhängig von seinen kognitiven Fähigkeiten." Genau in dieser Situation befinden sich aber viele Menschen im Autismus-Spektrum. Autisten haben aufgrund ihrer anderen neurologischen Struktur oft nicht die Fähigkeit, Ereignisse als gleich und damit als wiederkehrend zu erleben. Daher kann sich das sogenannte Urvertrauen nur schwer aufbauen, weil alles Gesehene ungewiss ist und ungewiss bleibt, wenn es sich nicht ständig wiederholt. Die autistische Wahrnehmung führt dazu, dass sie die Gleichheit nicht als solche erleben.

Genau das macht die Welt für Autisten rätselhaft, unberechenbar und letztendlich so anstrengend. Die tief entsprungene Angst des Weltverlusts drängt sich mir also ständig auf. Es ist, als ob sie einen Apfel mit einer leicht unterschiedlichen Form sehen würden und sich fragen, ob es immer noch ein Apfel ist oder etwas völlig Neues.

Im Detail bleibt auch die wesentliche kommunikative Leistung stecken, nämlich die Herausbildung eines Begriffs, der dann mit einem Sprachzeichen ausgedrückt wird und es ermöglicht, sich über die wahrgenommene Umwelt mitzuteilen. Vielleicht kann sich hier der eine oder andere Leser noch erinnern, wie schwer es anfangs war, das englische „th" auszusprechen. Meine Lehrerin sagte damals immer, man müsse nur die Zunge beim Sprechen zwischen die Zähne hindurch nach draußen schieben und ein wenig auf die Zunge beißen. Genaue Anleitungen, die Abläufe bis ins winzigste Detail erklären, sind für Autisten enorm wichtig. So ist es mitunter notwendig, für autistische Personen eine Angelegenheit in sehr kleine Teile zu zerlegen, damit sie diese besser verstehen können. Ein sehr anschauliches Beispiel dazu ist, dass ich die Uhr nicht lesen konnte, weil es mich irritierte, dass sich zwei Zeiger auf einmal und in unterschiedlicher Geschwindigkeit bewegen. Beide gleichzeitig zu beachten, gelang mir nicht. Erst als jemand die Uhr für mich auseinanderbaute, den Minutenzeiger vom Stundenzeiger trennte, verstand ich. So hingen zwei Ziffernblätter mit je einem Zeiger an der Wand. Für das Sprechen und die Aussprache gibt es so etwas jedoch in der Regel nicht. Vielleicht bleibt es unter anderem deswegen vielen Autisten gänzlich versagt zu sprechen. Wie haben denn die anderen Leute sprechen gelernt? Die hatten schließlich auch keine Anleitung ... Ja und nein.

Neurotypische Menschen lernen durch Nachahmen ihrer Mitmenschen. Man vermutet, dass Autisten das nicht tun aufgrund mangelhafter neuronaler Aktivierung der Spiegelneurone. Nun bin ich jedoch in der Lage zu sprechen, wenn auch nicht immer. Ich beherrsche die Motorik und das Wissen dazu, doch zu verstehen, warum eine Kommunikation mit anderen überhaupt nötig ist, gelingt mir nicht. Ich weiß schlicht nicht, warum man kommuniziert. Irgendwie auch logisch, wenn man nichts oder nur wenig aus den Botschaften entnehmen kann. Ich musste erst lernen, dass es sinnvoll für mich ist zu sprechen. Noch heute bin ich fast ausschließlich dann zum Kommunizieren motiviert, wenn es um die Befriedigung meiner Bedürfnisse geht. Man sollte übrigens nicht annehmen, dass Autisten überhaupt nicht sprechen können. Einige Autisten lernen zuerst das Lesen und können mit dieser Hilfe (Anleitung) eventuell die Lautsprache erlernen. Meine Mutter hat mich immer ins Buch schauen lassen, als sie mir vorlas. So lernte ich ganz früh nebenbei das Lesen. Die Kernaussage ist, dass es auch bei nonverbalen Autisten sinnvoll sein kann, Schrift einzusetzen.

Nichtsdestotrotz birgt die Fokussierung auf Details auch einen Schatz an Vorteilen und Potenzialen. Sie kann zu bemerkenswerten Begabungen führen.

49. Autistische Trägheit (autistic inertia)

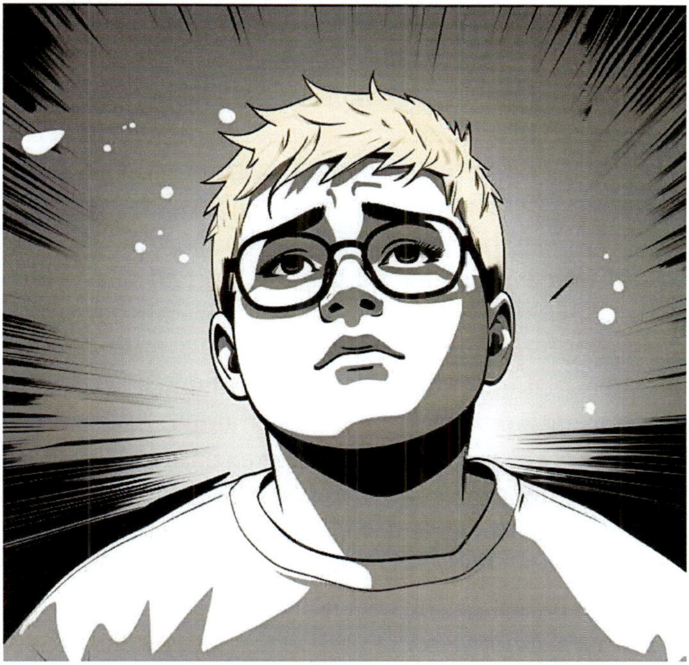

Autistische Trägheit, auch als „autistic inertia" bekannt, ist ein faszinierendes Phänomen, das viele Personen im Autismus-Spektrum regelmäßig erleben. Die aktuelle Handlung wird zu einem meditativen Prozess und wird unaufhörlich ausgeführt. Für Außenstehende mag es verrückt wirken, aber für mich ist es, als ob ich in diesem Moment in einem gemütlichen Kokon eingeschlossen wäre. Mein Gehirn verharrt in diesem spezifischen Zustand und sträubt sich gegen jede Unterbrechung, als ob es sagte: „Nein, hier ist es gemütlich, bleib hier!“ Das Bedürfnis nach Stabilität und Kontinuität wird so stark, dass selbst der Gedanke an einen Wechsel der Aktivität einen regelrechten Widerstand hervorruft.

Wissenschaftlich betrachtet wird autistische Trägheit als Schwierigkeit beschrieben, Aufgaben zu initiieren oder abzuschließen. Der Prozess des Wechselns zwischen verschiedenen Tätigkeiten kann wie ein Kampf gegen unsichtbare Klebstofffüße erscheinen. Autistische Trägheit ist also keine Faulheit oder mangelndes Interesse. Es ist eher ein tief verwurzeltes Erlebnis, bei dem mein Gehirn sich in einem gemütlichen Zustand festklammert und vehement gegen jede Aufforderung zur Veränderung protestiert. Verständnis und Akzeptanz für dieses Phänomen können dazu beitragen, unterstützende Maßnahmen zu entwickeln, die den Übergang zwischen verschiedenen Aktivitäten erleichtern. Pathological Demand Avoidance (PDA) im Zusammenhang mit Autismus erhält in letzter Zeit vermehrt Aufmerksamkeit. Dabei handelt es sich um ein Verhaltensmuster, bei dem autistische Menschen starken Stress oder Angst verspüren, wenn sie externe Anforderungen erfüllen müssen. Dies kann sich in Form von Wutanfällen, Vermeidungsverhalten oder anderen herausfordernden Verhaltensweisen äußern. PDA wird oft im Kontext eines starken Bedürfnisses nach Kontrolle betrachtet.

Autistische Menschen empfinden häufig ein starkes Bedürfnis nach Kontrolle über ihre Umgebung und Handlungen. Dies ist darauf zurückzuführen, dass das autistische Gehirn Schwierigkeiten hat, Vorhersagen zu treffen, wie es die

Theorie des prädiktiven Gehirns postuliert. Durch die Ausübung von Kontrolle versuchen sie, ihre Umwelt vorhersehbarer und sicherer zu machen. Wenn dann jemand mit einer Aufgabe an sie herantritt, erleben sie eine subjektive Bedrohung ihrer Autonomie.

50. Planung, Organisation und Anpassung von Handlungen

In einer Welt, in der für die meisten Menschen das Zähneputzen, Fahrradfahren oder Händewaschen zu automatisierten Abläufen geworden ist, gestaltet sich dies für viele autistische Personen anders. Ein Beispiel veranschaulicht, wie ich persönlich solche Alltagsaktivitäten erlebe.

Angenommen, ich begebe mich in die Küche, um mir ein Sandwich zu machen. Während die meisten Menschen intuitiv handeln, folgt mein Denkprozess einer genauen Struktur. Die Aktivität des Sandwichmachens betrachte ich als eine Abfolge von einzelnen Handlungen, die ich bewusst nacheinander ausführen muss. Jeder Schritt wird in meinem Kopf so auseinandergezogen, dass er eine Art eigenständige Einheit bildet. Es beginnt mit dem Gedanken: „Jetzt nehme ich das Brot aus der Verpackung." Darauf folgt die Suche nach der richtigen Zutat, die ich sorgfältig auf das Brot lege, gefolgt vom Platzieren des anderen Stücks Brot obendrauf. Natürlich darf ich nicht vergessen, die Verpackung wieder zu verschließen. Jeder dieser Schritte erfordert akribische Genauigkeit, ähnlich dem Einsetzen eines Puzzleteils an seinen vorgesehenen Platz.

So müssen Autisten auch beim Fahrradfahren jeden Schritt bewusst durchführen: Schwingen des Beins, Platzieren der Füße, Festhalten des Lenkers, konzentriertes Treten, bremsen und Gleichgewicht halten und, und, und. So gestaltet es sich mit allen Abläufen, immer!

Mitunter können sich dann sogar zusätzliche Zwänge entwickeln. Der Verschluss der Brotpackung muss stets rechts neben dem Brot liegen, solange die Verpackung geöffnet ist. Das Besteck und der Teller müssen exakt aufeinander abgestimmt sein, oder beim Fahrradfahren werden ausschließlich sehr vertraute Wege gewählt. Zunächst dient diese Herangehensweise dazu, den Ablauf besser zu verstehen und zu bewältigen. Im Laufe der Zeit kann jedoch die Intensität dieser Rituale zunehmen und zu einem regelrechten Festhalten an diesen Mustern führen. Je komplexer und stärker diese Zwänge und Fixierungen werden, desto herausfordernder gestaltet sich der Umgang mit einer solchen Person und desto spezifischer werden die inneren Modelle der autistischen Personen. Ein Sandwich kann nur zubereitet werden, wenn der Verschluss des Brotes immer rechts neben der Verpackung liegt. Wird die Verpackung des Brotes designtechnisch verändert oder ist der richtige Teller gerade in der Spülmaschine, gerät die gesamte Situation aus der Ordnung und mein Kopf kann den nächsten Schritt nicht mehr überblicken.

Nicht selten geht die Erfahrung von Autismus mit weiteren Herausforderungen einher, wie zum Beispiel einer Zwangsstörung oder anderen begleitenden Bedingungen. Dies unterstreicht die Notwendigkeit eines einfühlsamen und individuell angepassten Umgangs mit autistischen Menschen, um ihnen eine bestmögliche Unterstützung zu bieten. Jeder Autist ist ein biopsychosozialer Einzelfall, worin sich aber alle Autisten ähneln, ist ihr Verhalten.

Wenn das unerwartete Chaos hereinbricht, wird meine klare Handlungskette schnell zu einem wilden Durcheinander. Eine leere Brotverpackung, ein verschobener Verschluss, jemand, der mich just in diesem Moment bedrängt, weil er oder sie sich auch ein Brot belegen will, oder das Fehlen meiner gewohnten Zutat können mich leicht aus dem Konzept bringen und in einem Aggressivitätsausbruch münden lassen, der eigentlich von einer Überforderung mit dem inneren Chaos herrührt. Das sorgfältig choreografierte Ballett meiner Handlungen gerät aus dem Gleichgewicht, und ich stehe vor der Herausforderung, alles neu zu ordnen. Frustration und Angst schleichen sich ein, wenn die Kontrolle über meine gewohnten Abläufe zu entgleiten droht.

Autistische Menschen sind nicht gerade Meister der Flexibilität im Denken, und die Übertragung von Situationen auf neue Kontexte bereitet Kopfzerbrechen. Denn wenn alles immer gleich bleibt, ist die Fähigkeit zur Übertragung und Anpassung nicht erforderlich, und die autistischen Menschen können besser „funktionieren". Versehen und Ausnahmen verändern mein Modell des Erwartbaren so nachhaltig, dass ich sie nicht als solche wahrnehme und dann keine Regel mehr zu erkennen ist, wo andere Menschen sofort auf Ausnahmen schließen und ihre Regel bestehen bleibt.

Ein erklärendes Beispiel, das den aufmerksamen Lesern und Leserinnen schon bekannt sein dürfte:

Hier befinde ich mich also in einem Raum, und plötzlich überfällt mich das dringende Bedürfnis, die Toilette aufzusuchen. Doch da ist sie wieder, die eiserne Regel, die besagt, dass ich diesen Raum besser nicht verlassen sollte. Mein Körper schreit förmlich nach Erleichterung, aber ich bin gefangen in den Fesseln der Vorschrift und kann mich nicht flexibel an die Situation anpassen. Eine Person ohne Autismus würde vermutlich einfach nachfragen oder eine Ausnahme machen. Aber für mich bedeutet diese Art des Denkens oft, dass ich zwischen Regelkonformität und meinen drängenden Bedürfnissen hin- und hergerissen bin. Diese Herausforderung wird im sozialen Kontext noch komplexer, da Autisten viele der Regeln, die in diesem Bereich relevant sind, überhaupt nicht kennen oder nicht verstehen. Der Gedanke, selbst die Initiative zu ergreifen und nachzufragen, scheint in diesen Momenten irgendwie in den Tiefen meines Denkapparates zu verschwinden. Generell fällt es mir schwer, um Hilfe zu bitten. Oft scheitert es jedoch schon daran, dass ich erst gar nicht auf die Idee komme, dass ich Hilfe benötige. Ich komme nicht auf den Gedanken, dass sich ein Problem vielleicht auf eine andere Art lösen lässt. Also setze ich mich hin, spiele den Wartenden und hoffe darauf, dass sich eine neue Situation auftut. Wie man sich vorstellen kann, ist das wenig effektiv.

In meinem Alltag erweisen sich Strukturierungshilfen und vertraute „Dolmetscher", die meine Bedürfnisse vermitteln können, als wahre Lebensretter. Sie helfen mir, in solchen Momenten besser zurechtzukommen, indem sie eine stabile Basis schaffen. Die Welt um mich herum fühlt sich eben oft an wie ein gigantisches Puzzle, bei dem jedes kleine Stückchen mit bedächtiger Präzision an seinen Platz gelegt werden muss. Dieses innige Bedürfnis nach Ordnung und Sicherheit ist so etwas wie der Herzschlag meiner autistischen Erfahrung.

51. Die Diagnose im Erwachsenenalter

Die so spät gestellte Diagnose hinterließ einen bitteren Nachgeschmack. Im Schatten der Unsichtbarkeit, des verkannten Andersseins, säten sich Komorbiditäten wie unerwünschte Samen in meinen Garten der Seele. Ängste, Depressionen, Zwänge, Traumata – sie alle hatten ihre Wurzeln tief in meinem Inneren verankert. Die Entwirrung dieser Gefühle würde Zeit erfordern, aber endlich hielt ich das richtige Werkzeug dafür in meinen Händen. Der einzige Weg aus der Depression und der Angst führt darüber, dass man sich überwindet, Dinge trotzdem zu tun. Selbst wenn das Gefühl etwas anderes sagt. Die Seele ist krank während einer depressiven Phase, die Gefühle sind in Schieflage – sie sind keine verlässlichen Ratgeber in diesem Moment. Das wusste ich nun.

Die Jugendjahre, die so oft durch Ausgrenzung und das schmerzhafte Gefühl der Nichtzugehörigkeit geprägt waren, erlangten plötzlich eine neue Bedeutung. Die Verbindung, die ich nie ganz herstellen konnte, wurde durch die Linse des Autismus klarer – meine Art zu fühlen, zu denken, zu sein. Doch wie sehr hätte ich eine helfende Hand gebraucht, als die Dunkelheit am tiefsten war. Ein Verständnis, das meine Eigenarten nicht als Fehler, sondern als etwas Normales betrachtet hätte. Die Herausforderungen, über die ich gestolpert bin, wären weniger schmerzhaft gewesen, wenn ich gewusst hätte, dass nicht nur meine Füße Schwierigkeiten hatten, sondern auch der Pfad selbst einige Schlaglöcher. Heute, mitten in meiner Reise der Selbstentdeckung und des Wachstums, erkenne ich, dass das Licht der Erkenntnis selbst die dunkelsten Ecken meiner Geschichte erhellt. Es mag zwar spät gekommen sein, aber es brachte eine Botschaft der Hoffnung mit sich.

52. Therapie

Im Alter von 21 Jahren erhielt ich die Diagnose Autismus. Rückblickend erkenne ich, dass meine Kindheit von Versuchen geprägt war, mein Verhalten in ein Bild der Normalität zu pressen. Ob zu Hause oder in sozialen Einrichtungen wie Kindergarten und Schule, die Erziehung zielte darauf ab, mich anzupassen – eine Folge von Unwissenheit über meine Andersartigkeit und den Gegebenheiten der damaligen Zeit geschuldet, die nun immerhin mehr als 20 Jahre zurückliegt. Von Menschen wird gnadenlos Anpassung verlangt, schon lange bevor sie das Licht der Welt erblicken oder ihren ersten Schrei ausstoßen. Schon sehr früh im Leben werden Ziele gesetzt und von uns allen wird erwartet, dass wir uns anpassen, dass wir es hinbekommen.

Für die meisten Menschen ist es nicht schwer, eine gute Balance zwischen Eigenständigkeit und Anpassung zu finden. Bei einigen Menschen wird ihre Individualität regelrecht erstickt. In einer Gesellschaft, in der der Wert eines Menschen fast nur an seiner Leistung gemessen wird, ist es nicht überraschend, dass sich immer mehr Menschen an den Rand gedrängt fühlen. Mittlerweile gibt es eine Art Archetyp der Leistungsgesellschaft, mehr noch, es wird gefordert, diesen zu verkörpern. Das sei der einzig richtige Weg. Wer das nicht schafft, dessen Anderssein wird oft nicht akzeptiert oder sogar negativ bewertet. Wenn also in der Öffentlichkeit vermehrt die Behauptung auftaucht, Autismus sowie andere „Krankheiten" wie ADHS seien bloße Modediagnosen, drängt sich die Frage auf: In welche Richtung entwickelt sich unsere Gesellschaft, wenn immer mehr Menschen aus dem vorgegebenen Schema fallen, als abnorm betrachtet werden oder nicht in das „System“ passen? Meiner Überlegung nach liegt die Ursache für diese Diagnose-Inflation nicht allein in der Lockerung von Diagnosekriterien oder dem breiteren Verstehen des Spektrums. Es scheint fast so, als sei die Gesellschaft intoleranter geworden, als müsse sie alles benennen. Wer kannte früher nicht mindestens einen andersartigen, seltsamen, komischen Kautz, der im Dorf oder in der Gemeinde immer mal wieder zum Gesprächsthema wurde? Es gab schon immer Menschen, die anders waren. Diese gehörten aber zur Familie ... na und, dann erledigte dieser Mensch eben leichtere Aufgaben auf dem Hof, sortierte Kartoffeln oder half bei der Ernte. Diese Menschen wurden sicherlich nicht immer gut behandelt, aber sie waren einmal mittendrin in der Gesellschaft. Ich bin natürlich dafür, dass man als Mensch mit Problemen Hilfe bekommt, aber können wirklich nur Diagnosen und die sozialen Einrichtungen helfen, könnten wir nicht alle Menschen akzeptieren und in unsere Mitte holen?

Heute wird in der Öffentlichkeit ein Bild von Inklusion und Verständnis für autistische Menschen propagiert. Doch die persönlichen Erfahrungen von Betroffenen stehen nach wie vor oft im Widerspruch zu diesem Ideal, selbst wenn ein gewisses Wissen über die Andersartigkeit, sprich eine Diagnose, vorhanden ist. Die heutige Inklusion ist ein Gedanke, der zündete, aber nirgendwo Feuer fing. Ich habe selbst feststellen müssen, wie schnell Menschen mit Behinderungen in Werkstätten für eben solche Menschen abgeschoben werden. Diese Spaltung der Gesellschaft repräsentiert unser aktuelles Verständnis für Integration, doch für wahre Integration braucht es Begegnung. Dennoch zeigt sich zumindest ein Wandel im professionellen Umgang mit Autismus im

Rahmen von Autismustherapien. Man erkennt mittlerweile, dass Autismus weder geheilt noch vertrieben werden kann und sollte. Tatsächlich erzählte man mir einst, ein böser Geist aus der Verwandtschaft sei an mir haften geblieben und verursache mein autistisches Verhalten. Oder dass ich einfach aufhören sollte, Milch zu trinken, um meine Symptome zu lindern. Und wenn das nicht half, wurde die Masern-Mumps-Röteln-Impfung als Schuldiger für meinen Autismus herangezogen. Trotzdem suchen Forscher weiterhin nach den Ursachen des Autismus, eine Suche, die ich persönlich nicht als zielführend betrachte. Selbst wenn sie eine Ursache finden, was würde das für uns autistische Menschen bedeuten? Würden sie dann daran arbeiten, Autismus von vornherein zu verhindern? Das wirft Fragen über den Umgang mit der Vielfalt menschlicher Erfahrungen und die Anerkennung von Autonomie und Selbstbestimmung für Menschen mit Autismus in diesen normierten Zeiten auf.

In meiner derzeitigen Therapie geht es darum, mir die Werkzeuge für ein eigenständiges und erfülltes Leben als Autist zu geben. Durch meine eigenen Herausforderungen und Erfahrungen habe ich ein tiefes Verständnis für die Bedürfnisse autistischer Menschen entwickelt. Ich habe mich intensiv mit verschiedenen Therapieansätzen und Forschungsergebnissen auseinandergesetzt und bin daher in einer einzigartigen Position, über effektive Behandlungsansätze aufzuklären. Ich will meine Fähigkeit, mich mitteilen zu können, dazu nutzen, die autistische Perspektive verständlicher zu machen. Allerdings sollte klar sein, dass nicht jede Strategie, die ich hier vorschlage, jedem autistischen Menschen da draußen helfen wird. Denn, wie wir mittlerweile verstanden haben sollten, sind Autisten genauso individuell wie alle anderen Menschen untereinander eben auch.

Die Unterstützung muss individuell angegangen werden. Es gibt zwar gute allgemeine Informationen, die jedoch individualisiert werden müssen. Man muss die Gruppe verstehen und die Therapie auf die Individualität anwenden. Die Therapie muss zusätzlich am Eigensinn eines Autisten ansetzen, da jedes biologische System Organisation benötigt. Bei Tieren regelt dies ihr Instinkt, bei Menschen könnte das der Eigensinn sein. Ohne Ordnung entgleitet die Wahrnehmung, und körpernahe Kompensationen ersetzen und regeln dies = Stimming. Deswegen sollte dieses Verhalten auf keinen Fall abtrainiert werden. Der Eigensinn ist des Menschen Instinktersatz. Eigensinn kann man mit Interesse übersetzen. In der Therapie sollten dem Eigensinn passende Entwicklungsschritte zugeteilt werden.

Wie bereits in anderen Kapiteln erklärt, sind autistische Gehirne wenig kontextsensitiv, und dementsprechend erklären sie sich die Welt anders – oder sie versuchen es zumindest. Weil ihnen alles wie ein riesiger Wirrwarr vorkommt, schirmen sie sich ab. Man stellt sich dann einen Menschen mit Sonnenbrille und Kopfhörern in seinen eigenen vier Wänden vor. Doch es ist gar nicht so sinnvoll, sein Leben als Autist so zu gestalten. Das Gehirn passt bekanntlich seine Modelle der Wahrnehmung beständig an. Nun lernt das Gehirn eine stille und dunkle Welt kennen, die es so aber gar nicht gibt. Demnach kommt es zwangsläufig zu mehr und mehr Vorhersagefehlern beim Betreten der Welt da draußen. Kopfhörer, Sonnenbrillen und andere Bewältigungsstrategien nutzen nur kurzfristig. Viel sinnvoller auf lange Sicht betrachtet wäre die Möglichkeit der Kontrolle der Umgebung – die Wirksamkeit der eigenen Person spüren zu können. Man sollte sich von einem Angehörigen mit Autismus nicht dominieren lassen, das ist nicht notwendig. Autistische Menschen brauchen vor allem das Gefühl, Kontrolle zu haben. Das bedeutet allerdings auch nicht, dass man sie ständig hinters Licht führen sollte. Ein Beispiel aus meiner Kindheit verdeutlicht das: Wie viele Kinder wollte ich abends nicht ins Bett. Meine Mutter stellte mir dann die Wahl, ob ich sofort oder in 10 Minuten ins Bett gehen möchte. Durch diese Entscheidungsmöglichkeit fühlte ich mich freier. Hätte sie mir diese Wahl nicht gegeben, hätte ich ohnehin noch mindestens 10 Minuten diskutiert, was am Ende auf dasselbe hinausgelaufen wäre. Das war eine kluge Vorgehensweise, die sich bewährt hat.

Menschen brauchen den Eindruck, dass ihr Tun Spuren hinterlässt. Jeder Mensch, ob behindert oder nicht, braucht ein Sinnerleben in seinem Tun. Es hilft also, wenn sich das Umfeld vorhersehbarer verhält, aber wie soll das überhaupt gehen? Nun, das autistische Gehirn versucht mit seinen absoluten Modellen eine relative Welt zu erklären wie zum Beispiel: Ein Geschenk bekommen = glücklich. Es hilft, wenn man diese engen absoluten Modelle des Autisten zu erweitern versucht. Dies kann gelingen mit Erklärungen, in denen man Situationen mit „wenn“ und „falls“ erläutert. „Wenn einem das Geschenk gefällt, ist man glücklich.“ Man muss ihnen beibringen, mit Variationen umzugehen. Mit ganz viel Übung und Wiederholung kann es dem Autisten gelingen, irgendwann den Kontext miteinzubeziehen. Dies wird aber nie intuitiv gehen können. Autisten müssen sich diese Szenarien aktiv erdenken.

Wie immer ist es beim Üben wichtig, den betroffenen Personen viele Wiederholungen, eine Menge Zeit und Erklärungen zur Verfügung zu stellen. So können autistische Gehirne eventuell Gemeinsamkeiten in Situationen erkennen. Wie sicherlich jeder Mensch wahrnehmen kann, leben wir alle in einer unglaublich schnellen Welt. Diese Welt ist sehr viel zu schnell für Autisten. Ein Beispiel wäre, wie ich Schleife binden lernte. Ich übte erst an den Schuhen meiner Eltern, doch das Verfolgen der Schritte fiel mir schwer. Ich war auch nicht in der Lage, meine Motorik schnell genug zu koordinieren. Im Pool meiner Eltern trage ich seit jeher Badehosen mit Schnürbändchen. Unter Wasser fielen mir die Fäden nicht aus der Hand. Sie schwebten vor mir, und dies gestattete es mir, den Prozess des Schleifenmachens zu verlangsamen. Erst so verstand ich die einzelnen Schritte. Irgendwann, mit eben dem richtigen Maß an Übung, konnte ich meine Erfahrung auf die Überwasserwelt übertragen. Zeit ist also enorm wichtig.

Das autistische Gehirn braucht immer alle Informationen und Details, erst dann kommt es zu den gleichen Schlussfolgerungen wie nicht autistische Gehirne. Autistische Gehirne sind also nicht langsamer, sie wollen sich nur absolut sicher sein. Ohne Einbezug des Kontextes leidet logischerweise das Sprachverständnis ebenfalls. Es hilft, wenn man sich klar ausdrückt. Höflichkeitsformulierungen im Konjunktiv wie zum Beispiel „Könntest du ...“ sind irreführend, da man zwar „kann“, aber nicht bemerkt, dass man sollte. Das Bild der Welt bleibt immer schief betrachtet aus dem Konjunktiv! Diese Eigenheit kennen die meisten Leute im Umgang mit Autisten schon. Wortwörtlichkeit stellt ein Problem dar. Es ist aber tatsächlich etwas komplizierter.

Irgendwo schrieb ich in diesem Buch, dass die erste Weise, wie etwas vonstattengeht, die einzig wahre Weise für mich ist. Das liegt daran, dass mein Modell sich so sehr spezifiziert. Beim Kennenlernen von Wörtern und dem anschließenden Benutzen dieser werden sie so eng in die autistischen inneren Modelle verankert, dass sie nur in eben diesem Zusammenhang verstanden werden, wie man beispielsweise an meiner beschriebenen Erfahrung mit dem „Klettern" auf Bäumen sehen kann. „Klettern" war für mich eine Tätigkeit, die stets aufwärts erfolgt. Hinunter-„klettern" ergab somit in meinem Kopf keinen Sinn, und ich verblieb in der Baumkrone. In dem Zusammenhang, in dem Autisten etwas kennenlernen, verwenden sie es danach ausschließlich. Ein passendes Beispiel hierzu wäre der Spruch „Wieder auf die Beine kommen". Ich kannte ihn im Zusammenhang mit Genesung. Dieser Spruch kam bei dem beinamputierten Patienten nicht gut an. Auch meine Korrektur „Er solle wieder aufs Bein kommen" schockte ihn eher, als dass sie ihn, so wie ich es eigentlich wollte, beruhigte. Um ganz ehrlich zu sein, weiß ich heute noch immer nicht genau, warum diese Situation aus dem sogenannten Ruder lief.

Wenn Autisten genügend Kontextinformationen und Zeit bekommen, können sie Sprache richtig verstehen. Dies ist im Miteinander eigentlich nie möglich, weshalb Gespräche und vor allem Gruppengespräche so unglaublich anstrengend sind. Aufgrund der absoluten Modelle des autistischen Gehirns sind autistische Personen immer ein gewisses Maß überrascht von allem, was geschieht. Autistische Modelle sind zu spezifisch, um jemals Anwendung finden zu können. Mehr Gewissheit bedeutet also automatisch weniger Stress für autistische Personen.

Jede Handlung, die man selbst ausführt, ist einem bewusst und nachvollziehbar, auch für autistische Gehirne. Daher kommt dieses enorme Verlangen nach Kontrolle.

Während der Therapie ist es entscheidend, dass die Betroffenen aktiv werden, um dem Eigensinn gerecht zu werden, der zum Lernerfolg führen kann. Autistische Menschen sind lernfähig, aber nur, wenn in ihrem Kopf genug Platz ist, und das ist nur der Fall, wenn sich der autistische Mensch wohlfühlt. Daher ist dieser Wandel im Umgang mit autistischen Menschen so wichtig. Würden Autisten noch immer so unter Druck gesetzt werden, sich in allem anpassen zu müssen, wäre der Lernerfolg viel geringer. Jeder Mensch kann sich optimal einbringen, wenn es ihm gut geht. Deswegen kann man auch nicht behaupten, dass autistische Gehirne schlechter funktionieren als nicht-autistische Gehirne. Sie funktionieren einfach anders und haben ihre Vor- und Nachteile, je nachdem, was von ihnen gefordert wird.

53. Warum Aufklärung zum Thema Autismus so wichtig ist

Evolutionär betrachtet senden uns verschiedenste Gefühle wie Kränkung, Eifersucht oder Neid die Botschaft aus, dass wir gerade vielleicht von einer überaus wichtigen Ressource abgeschnitten werden: der Gemeinschaft. Früher waren Menschen von der Gemeinschaft abhängig, um zu überleben. Ein Steinzeitmensch brauchte seine Artgenossen, um ein Tier für den Verzehr zu erlegen. Die Welt änderte sich in rasender Geschwindigkeit, erdzeitlich betrachtet. Oder besser gesagt, der Mensch änderte die Welt. Und das geschah in so einer geringen Zeitspanne, dass sich unser menschliches Gehirn eigentlich noch immer nicht vom Gehirn eines Steinzeitmenschen unterscheidet.

Heute müssen wir allerdings keine Angst mehr vor Säbelzahntigern haben, die unseren Weg kreuzen könnten. Unsere Säbelzahntiger der Neuzeit sehen anders aus, rufen aber die gleichen Reaktionen im Gehirn hervor. Für den einen bedeutet das anstehende Gruppenmeeting einen Säbelzahntiger, für den anderen lauert er in Fahrstühlen, und wieder andere trauen Spinnen einfach nicht über den Weg. Autisten sind zuallererst auch Menschen, doch ihre Säbelzahntiger sind im Alltag ungewöhnlicher und unumgänglicher. Doch ganz egal, wie anders sich ein Autist verhält, wie sehr er von der sogenannten Norm abweicht, gibt es doch eigentlich viel mehr an ihm, das seinen Mitmenschen ähnelt. Das Gehirn scheint in manchen Aspekten lediglich ein wenig anders verdrahtet zu sein, was aber nicht zur Annahme führen sollte, dass Autisten andere Bedürfnisse haben. Manchmal ist nur die Art, wie sie ein Grundbedürfnis stillen, anders.

Jeder Mensch, und somit auch alle Menschen mit Autismus, haben das Grundbedürfnis der Selbstwirksamkeit und das Bedürfnis nach Verbindung. In folgendem Beispiel aus dem Alltag wird dies sehr deutlich: Menschen wollen eine Spur ihrer eigenen Existenz hinterlassen, sei es durch ein Graffiti auf einer Wand oder durch das Testen eines neuen Stifts in einem Laden. Meistens wird dann der eigene Name geschrieben oder gestaltet. Auch an einem verstaubten und verdreckten Zug sah ich, dass viele ihre Namen hinterlassen haben: Jannis, Jutta, Caro usw. Es ist eben ein einfacher, aber wirkungsvoller Weg, um sich selbst auszudrücken und einen gewissen Einfluss auf die Umgebung auszuüben, sich selbst zu verwirklichen.

Autisten haben dieses Bedürfnis, sich als wirksam zu erleben, ebenfalls, auch wenn das bedeutet, dass jemand am Lichtschalter das Licht an- und ausknipst, immer wieder.

Jeder Mensch sucht nach einer Welt, die ihm antwortet.

Jeder sucht Verbindung und Verbundenheit. Doch warum erzähle ich das Ganze? Nun haben wir gelernt, dass Autisten keine Aliens sind, sondern auch nur Menschen. Was macht sie denn dann so anders, wenn sie doch im Grunde die gleichen Bedürfnisse wie andere Menschen haben? Autisten nehmen sich viel zu oft als nicht wirksam wahr, weil sie in einer Welt, die von Kommunikation und subtilem menschlichem Miteinander bestimmt wird, nicht bestehen können. Ich glaube, neurotypische Menschen können sich niemals vorstellen, diese Verbindungen zu anderen Menschen nicht immer fühlen zu können, abgeschnitten vom Rest der Welt zu sein, obwohl man die Verbindung so sehr sucht und braucht wie jeder andere auch.

Das menschliche Gehirn strebt immer Konsistenz an. Das bedeutet, dass man sich nach einer Art Gleichgewicht für die Seele sehnt. Wenn ein Paar sich am Valentinstag verabredet, kann es passieren, dass die Frau sich ausmalt, dass sie vielleicht traditionellerweise Blumen geschenkt bekommt oder dass sie fein essen gehen werden. Wenn ihr Freund ihr dann lediglich einen Döner am Hauptbahnhof ausgibt, findet sie das wahrscheinlich blöd. Sie ist vielleicht ein bisschen grummelig. Diese Inkonsistenz ist zwar nicht schön, aber aushaltbar. Bei anderen Ereignissen jedoch wird die Spannung unerträglich. Erwartet man Anerkennung und erfährt stattdessen Zurückweisung, gerät man in einen quälenden Zustand. Es gibt Bedürfnisse, die ein Mensch hat, und diese sind unverhandelbar. Im Leben eines autistischen Menschen spürt er solche Spannungen aufgrund seiner autismusbedingten anderen Wahrnehmung viel zu oft. So ist seine Seele geradezu ein Kontrollfreak. Sie benötigt ständig die Gewissheit, dass die Situationen, in denen sie sich befindet, beherrschbar sind. Das Ausgeliefertsein ist eine der schlimmsten Erfahrungen, die ein Mensch machen kann. Autistische Personen erleben dieses Gefühl der Ausgeliefertheit und Hilflosigkeit ständig. Deshalb benötigen sie unter anderem noch stärker dieses Gefühl von Kontrolle. Muster geben zusätzlich Sicherheit, denn sie vermitteln einen komprimierten Eindruck von der Welt, und autistische Personen lernen, sie in diesen Mustern zu begreifen. Rituale sind auch nur der Versuch, Einfluss auf Dinge und Situationen zu nehmen.

Die Kontrolle zu verlieren, bedeutet nichts anderes, als sehr direkt die Gefahr zu spüren, sein Leben zu verlieren. Die Fähigkeit, sich selbst als wirksam zu erleben, wird sehr früh ausgebildet. Nun ist man aber autistisch und sieht überall und ständig Säbelzahntiger lauern, weil man die Welt nicht als berechenbar und Situationen nicht als wiederkehrend erkennen kann. Autisten bemerken früh, dass sie anders sind. Das liest man immer wieder. Was das eigentlich bedeutet und welche Auswirkungen das hat, ist, dass autistische Personen von klein auf lernen, ihren eigenen Alarmglocken und ihrem inneren Säbelzahntiger-Warnsystem, sprich ihren eigenen Gefühlen, nicht vertrauen zu können. Das geschieht, weil ihnen von ihren Mitmenschen, meistens von ihren unwissenden Eltern in der Kindheit, nicht erlaubt wird, auf ihre Gefühle zu reagieren. Aus neurotypischer Sicht gibt es ja keinen Anlass so zu reagieren. Und weil Autisten dann manchmal auch noch so eigenartige Reaktionen zeigen, wird ihnen nicht nur der Grund für eine solche Reaktion abgesprochen, sondern auch der Ausdruck dieser. Kinder werden dann als bockig abgestempelt und vielleicht hochgenommen und durch die Situation geschleift, weil man sich so einem vermeintlichen Trotzanfall nicht hingeben will. So entstehen diese Sätze, die wahrscheinlich jeder Autist und jede Autistin schon einmal in seinem und ihrem Leben hören durfte: „Stell' dich nicht so an!" Was macht das mit dem jungen autistischen Menschen? – Auf kurz oder lang bekommt er den Eindruck, falsch zu sein.

Wir Menschen sind so ausgestattet, dass wir Gefahren mit unseren Reflexen begegnen. Aber wir haben auch ein Bewusstsein. In dem Moment, in dem etwas gewaltsam auf uns Menschen einwirkt, das wir nicht abwehren können, erleben wir, dass unsere Abwehrmechanismen nichts nutzen. Sich nicht gegen ein Ereignis wehren zu können, bedeutet im Grunde, dass man bei vollem Bewusstsein gerade den eigenen Untergang ertragen muss. Aber der übergeordnete Befehl, sich gefälligst nicht immer so anzustellen, setzt die natürlichen Abläufe außer Kraft. Wenn nun das Grundbedürfnis nach Kontrolle immer wieder frustriert wird, kann daraus ein Phänomen entstehen, das Psychologen als „gelernte Hilflosigkeit" bezeichnen. Und schwupps wird jeder Tag im Leben des jungen autistischen Menschen bedeuten, dass er oder sie diesen aushalten muss, weil eben nie gelernt wurde, dass man auf seine Gefühle hören kann und sollte. Augen zu und durch, wie immer, weil man keine Hilfe von außen zu erwarten hat und man sich selbst nicht als wirksam ansieht.

Schließlich hat es nichts gebracht, wenn man weinte oder schrie.

Deshalb ist Aufklärung eben unglaublich wichtig, und dass Bezugspersonen erkennen können, weshalb ihr Kind sich so verhält, nämlich weil es autistisch ist. Deshalb ist es wichtig, autistische Menschen verstehen zu wollen. Es ist wichtig, möglichst früh zu intervenieren, zu diagnostizieren und sich die Zeit zu nehmen, das Verhalten der autistischen Person genau zu analysieren. Es ist so wichtig, ihnen das Gefühl zu geben, sein zu dürfen. Und wenn ihr dann noch nicht weiterwisst, fragt nach! Niemand kann euch eine bessere Antwort liefern, wie man mit der Person umzugehen hat, als die Person selbst. Zwingt eure Kinder nicht, normal sein zu müssen, zwingt sie nicht zum Aushalten. Wenn ein Mensch weiß, was die Ursache seines Leidens ist, kann er sich damit auseinandersetzen, eine gesunde Einstellung dazu entwickeln und damit eine Form der Kontrolle zurückgewinnen. Selbstwirksamkeit ist das Gegenmittel zur Ohnmacht. Wenn keiner kommt, wenn keiner uns hört, wenn vielleicht noch nie jemand wirklich da gewesen ist – dann sind wir verloren. Denn hier haben nun etliche Komorbiditäten, also Begleiterkrankungen, die Chance sich einzunisten.

Autistische Menschen sind besonders anfällig für Angsterkrankungen, denn Angst entsteht immer dann, wenn ein Mensch das Gefühl hat, dass er Dinge, die auf ihn einstürmen, und das sind bei Autisten bekanntlich ziemlich viele, nicht selbst kontrollieren oder bestimmen kann. Das macht das Leben in der heutigen Zeit auch so schwer, denn dieses wird von Unvorhersehbarkeit dominiert. Das ist für unser Steinzeitgehirn schon schwer, aber für ein noch dazu autistisches Gehirn beinahe unmöglich. Kontrollverlust erschüttert unsere Seele immer besonders nachhaltig. Wenn das Leben also auch für neurotypische Steinzeithirnmenschen schwer zu verarbeiten ist ... wie schaffen sie es dann, damit umzugehen? Na ja, sie haben Beziehungen zu anderen Menschen ganz nach dem Motto „Zusammen sind wir stark!". Für Menschen im Autismus-Spektrum steht es um diese Strategie der Bewältigung eher schlecht. Sie sind durch ihren Autismus im Kontakt zu Mitmenschen behindert. Sie können keine (oder nur schwer) Verbindungen zu anderen aufbauen. Wenn wir uns nicht verbinden können, binden wir uns an einen Ersatz. Das ist übrigens bei allen Menschen so, die das nicht können. Dann kann es passieren, dass auch autistische Menschen zu Drogen und anderen Mitteln greifen. Nicht selten stellt sich bei ihnen dann eine Sucht ein.

Zuletzt kann ein fragiles Selbstwertgefühl für die weiteren typischen Begleiterkrankungen sorgen wie beispielsweise Depressionen. Der Selbstwert entsteht durch den Austausch mit anderen. Für viele Menschen im Autismus-Spektrum bedeutet dies, neben dem „Wert" auch das „Selbst" zu finden. Das „Selbst" entwickelt sich durch die Auseinandersetzung des „Ichs" mit sich selbst und wird durch die Perspektiven anderer Mitglieder derselben sozialen Gruppe geformt. Es erfährt sich also durch die Beziehungen mit der psychosozialen Umgebung. Das Individuum verschmilzt mit der Gruppe, wenn es um die Identität geht. Oft definiert sich das „Ich" im Vergleich zu anderen, was für Autisten, die nicht typisch durchschnittlich sind, schwierig ist. Viele gängige Identitätsmodelle passen nicht gut zu autistischen Menschen, aber dies könnte sich ändern, wenn die öffentliche Repräsentation des Autismus zunimmt. Für die Eingeschlossenen eines Identitätsmodells bedeutet es eine Aufwertung des

Selbstwertes, für die Ausgeschlossenen eine Abwertung. Autisten sind oft damit konfrontiert, sich nicht zugehörig zu fühlen, sind zu oft ausgeschlossen, was sich negativ auf den Selbstwert auswirkt. Wer nie um seine Meinung gefragt wird, entwickelt womöglich auch keine. Ich kann es nur immer wieder betonen: Es ist so wichtig, diese Diagnose gestellt zu bekommen, wenn sie denn zutrifft, damit man erst gar nicht Gefahr läuft, dieses Worst-Case-Szenario durchleben zu müssen. Je früher eine Person lernt, sich anzunehmen, desto besser.

Zusätzlich ist das Selbstkonzept bei einigen Autisten ständig damit konfrontiert, es nicht allein zu schaffen, trotz hoher Intelligenz. Wie schon öfter erwähnt, machen viele Autisten schlechte Erfahrungen mit anderen Menschen oder entwickeln nicht einmal einen Selbstwert. Und irgendwann fängt man dann an, alles Negative auf sich selbst zu beziehen, weil es sich auf fatale Weise stimmig anfühlt und damit gut, weil es so vertraut ist und dadurch immerhin ein bisschen Sicherheit vermittelt. Menschen brauchen andere Menschen, Menschen, die gut zu einem sind. Es gibt ein tief verankertes Bedürfnis, liebevolle und stabile Beziehungen zu haben, auch bei Autisten.

54. Auf der Suche nach Identität: Die Rolle der Medien in der Darstellung von Autismus

Die Medien spielen eine bedeutende Rolle bei der Gestaltung unseres Verständnisses von Autismus. Doch oft bleiben die Darstellungen autistischer Charaktere oberflächlich oder gar irreführend. Die Folgen dieser unzureichenden Repräsentation reichen jedoch weit über die Bildschirme hinaus – sie beeinflussen die Identitätsbildung autistischer Menschen auf tiefer Ebene.

Identität ist ein komplexes Konstrukt, das im Austausch mit unserer psychosozialen Umgebung geformt wird. Für autistische Menschen stellt sich jedoch die Suche nach der eigenen Identität oft als besonders herausfordernd dar. Ihre Erfahrungen im Alltag sind anders, und das Gefühl der Zugehörigkeit zu finden, gestaltet sich schwierig. Gängige Identitätsmodelle passen häufig nicht auf sie, und von ihrer Umwelt werden sie nicht selten als „komisch" oder „anders" bezeichnet.

Der Vergleich mit anderen, ein Schlüsselaspekt der Identitätsbildung, gestaltet sich für autistische Menschen schwierig. Menschen erfahren sich in Differenz zu anderen Mitgliedern der gleichen gesellschaftlichen Gruppe, was eine Prägung ihres Selbstbildes zur Folge hat. Autistische Menschen bekommen dazu jedoch nur wenig Gelegenheit. Es gibt einfach nicht genug geeignete Vergleichspersonen in der nahen Umgebung. Niemand möchte allein auf dieser Welt sein, und so begibt man sich auf die Suche. Die einfachste Methode ist mittlerweile, das Internet zu durchforsten, aber auch in Büchern oder in Film und Fernsehen sucht man Verbündete, Menschen, mit denen man sich auf irgendeine Weise identifizieren kann.

Doch die unzureichende Darstellung autistischer Charaktere in den Medien verstärkt dieses Gefühl der Andersartigkeit noch weiter. Autistische Menschen finden sich nicht in den Darstellungen wieder und fühlen sich dadurch noch mehr isoliert und allein, weil selbst diese Leute, die ebenfalls autistisch sein sollten, so komplett unbrauchbar sind für die Identitätsbildung.

Eine realistische und vielfältige Darstellung von Autismus in den Medien könnte diese Erfahrung verändern. Nichtautistische Menschen könnten außerdem mit der wundervollen und einzigartigen Seite des Autismus in Berührung kommen, die unsere Gesellschaft bereichern kann. Ich sehe da eine große Chance der Inklusion, sollte diese einmal gelingen.

In den letzten Jahren hat Autismus vermehrt Aufmerksamkeit erhalten – doch diese Aufmerksamkeit birgt auch Risiken. Fehlinformationen und Vorurteile können entstehen, wenn nur Halbwissen verbreitet wird. Es ist zwar grundsätzlich eine gute Entwicklung im Bereich der Neurodiversität und Aufklärung darüber zu verzeichnen, da das Thema nun im Gespräch ist. Jetzt gilt es nur noch, die Informationen fachlich aufzuarbeiten und bessere Darstellungen autistischer Menschen in der Öffentlichkeit zu schaffen.

Wie soll das gelingen, wenn Autisten und Autistinnen eine Minderheit sind? Ganz einfach: Gebt ihnen eine Stimme und hört ihnen zu. Beachtet ihre Verhaltensweisen, denn hinter jedem Verhalten steckt ein Grund. Versucht zu verstehen! Ich sehe, dass viele Menschen bemüht und interessiert an diesem Thema sind. Es ist also an der Zeit, dass die Medien ihrer Verantwortung gerecht werden und eine authentische Darstellung von Autismus bieten. Denn nur so können wir als Gesellschaft dazu beitragen, dass autistische Menschen sich nicht länger isoliert und allein fühlen, sondern akzeptiert und in ihrer Vielfalt geschätzt werden. Autisten sind nämlich weder ausschließlich Genies noch ausschließlich Idioten. Vielleicht kann jeder von uns dazu beitragen, das Bild der Gesellschaft Stück für Stück zu korrigieren oder zu erweitern. Nur durch Aufklärung lassen sich Vorurteile abbauen.

Die richtige Darstellung von Autismus in den Medien ist daher nicht nur eine Frage der Genauigkeit, sondern eine Frage der sozialen Gerechtigkeit und des Respekts für die Vielfalt menschlicher Erfahrungen.

55. Die Vision der Inklusion vor meinen Augen

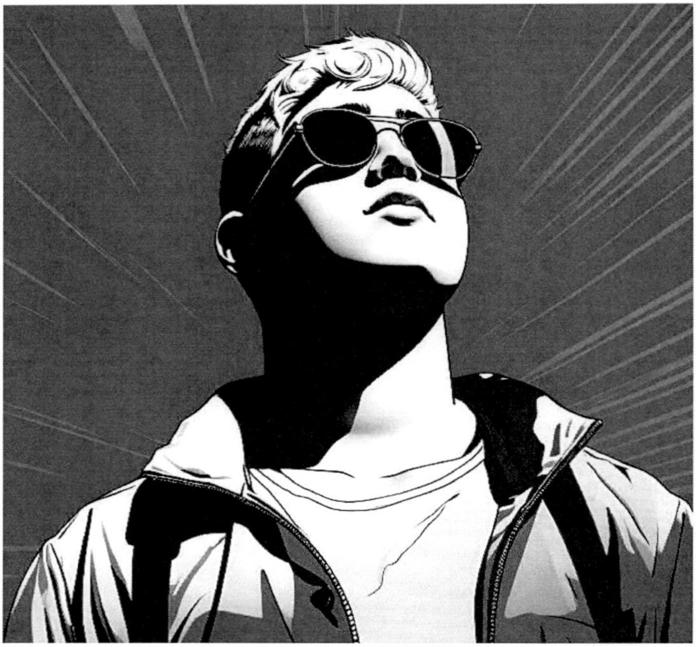

Inklusion, betrachtet als Einbeziehung von Personen in soziale Handlungszusammenhänge, ist ein Teilaspekt integrativer Prozesse. Eine Zugehörigkeit, ein Eingeschlossensein in einem sozialen System reicht jedoch nicht aus, um wirklich teilzuhaben. Im Sinne der Zugehörigkeit ist man zwar drinnen, hinsichtlich der Teilhabe aber draußen. Leider bleibt die heutige Debatte der Inklusion oftmals bei der Zugehörigkeit stehen. Man ist zwar strukturell gedacht drinnen, aber noch lange nicht an dem dort ablaufenden Geschehen beteiligt. Zusätzlich wird der Mensch nicht selten auf sich selbst zurückgeworfen. Dem gesellschaftlichen System inhärente Probleme werden zu einem persönlichen Versagen umdefiniert.

Menschen werden immer noch danach bewertet, ob sie dem Marktgeschehen zur Verfügung stehen können, ob sie in verschiedenen Bereichen der Wirtschaft Leistungen erbringen können. Die menschliche Wertigkeit wird nach wie vor durch Leistung bestimmt. Diese Stärkenorientierung birgt eine Gefahr für alle Menschen mit Behinderungen. Hochfunktionale Autisten stehen unter immensem Druck, um zu funktionieren. Für Menschen, die früher als Kanner-Autisten bezeichnet wurden, bedeutet diese Orientierung eine direkte Abwertung.

In einer Welt, in der Vielfalt nicht nur akzeptiert, sondern gefeiert würde, kann ich mir eine Gesellschaft vorstellen, die mit den Flügeln der Inklusion emporsteigt. Wir gehen Hand in Hand, unabhängig von unseren Unterschieden, mit einem gemeinsamen Ziel vor Augen: eine Welt zu schaffen, in der jeder seinen Platz hat, ohne Angst vor Ausgrenzung.

Stellt euch vor, wie Schulen zu Orten werden, an denen Talente in all ihrer Einzigartigkeit erblühen können. Inklusion würde bedeuten, dass keine Tür verschlossen bleibt, keine Möglichkeiten versperrt sind. Kinder mit unterschiedlichsten Verhaltensweisen würden gemeinsam lernen, voneinander lernen und eine Generation von Akzeptanz und Mitgefühl aufbauen.

Die Arbeitswelt würde erblühen, wenn jeder Mensch, ungeachtet seiner Fähigkeiten oder Herausforderungen, die Chance hätte, seine Stärken einzusetzen. Inklusion würde bedeuten, dass Unternehmen und Organisationen von einem breiten Spektrum an Perspektiven profitieren, die kreative Lösungen und Innovationen hervorbringen.

In einer inklusiven Welt würden unsere Gemeinschaften zu Oasen der Unterstützung werden. Ja, der Weg zur Inklusion mag Herausforderungen mit sich bringen, aber denkt daran, welch erstaunliche Früchte es tragen könnte. Die Mühen der Inklusion wären es wert. Inklusion beginnt schon dort, wo wir nicht über die Menschen sprechen, sondern mit ihnen, und genau aus diesem Grund habe ich dieses Buch geschrieben. Jeder kann einen Teil dazu beitragen.

Dank

Bis heute muss ich hart daran arbeiten, mich selbst anzunehmen und mich nicht ständig mit anderen zu vergleichen. Ich versuche, meine individuellen Bedürfnisse und Grenzen zu erkennen und zu respektieren. Es gibt gute und schlechte Tage, aber ich habe Hoffnung, dass es besser wird. Ich möchte lernen, mich selbst zu lieben und für mich einzustehen. Mein Ziel ist es, ein erfülltes und zufriedenstellendes Leben zu führen, auch wenn ich anders bin. Ich habe gelernt, dass meine Unterschiedlichkeit eine Stärke sein kann und dass ich ein Recht habe, so zu sein, wie ich bin … jetzt muss ich das nur noch begreifen und auch danach leben.

Dies ist also meine Geschichte, und ich hoffe, dass sie anderen Menschen Mut macht. Es ist wichtig zu wissen, dass man nicht allein ist und dass es Hilfe und Unterstützung gibt. Es braucht Zeit und Geduld, aber es ist möglich, sich selbst wiederzufinden und ein erfülltes Leben zu führen. Niemand sollte sich aufgeben oder glauben, dass er nicht wertvoll ist. Jeder von uns hat das Recht, glücklich zu sein und sein volles Potenzial zu entfalten.

In den Zeilen dieses Buches, die meine Reise durch das Leben mit Autismus beschreiben, spiegelt sich, neben der Sehnsucht nach Liebe und Antworten, eine tief empfundene Dankbarkeit wider. Egal, wie limitiert mein sprachlicher Ausdruck sein mag, die letzten verfügbaren Worte würde ich immer als Dank formulieren. Es ist unmöglich, alle, die mich auf diesem Weg begleitet haben, gebührend zu würdigen, aber dennoch möchte ich einige Menschen namentlich hervorheben, die eine herausragende Rolle in meinem Leben spielen.

Helga, deine unnachgiebige Unterstützung und Hingabe als gerichtliche Betreuerin bereichern mein Leben in so vielen Facetten. Deine Geduld und dein Verständnis sind ein wertvolles Geschenk, das ich nie ausreichend schätzen kann.

Schwester Johanna, du tauchst immer dann auf, wenn ein Engel gebraucht wird. Danke!

Petra, deine einfühlsame Begleitung als Autismustherapeutin bringt Licht in die dunkelsten Ecken meiner Gedanken. Du hast mir Werkzeuge gegeben, um mich in dieser Welt besser zurechtzufinden und mich selbst zu verstehen.

Jouline, deine Unterstützung als ambulante Wohnassistenz gab mir die Möglichkeit, mehr Unabhängigkeit zu erlernen. Dein Lächeln, die Sicherheit, die du ausstrahlst, und deine Geduld erleichtern meinen Alltag nachhaltig.

Liebe Familie, ich danke für die unermüdliche Geduld und Hingabe, die es manchmal im Umgang mit mir erfordert. Eure Liebe hat niemals geschwankt, selbst in den Momenten, in denen meine Welt kompliziert und schwer zu verstehen schien.

Christian, deine Sensibilität und Geduld im Umgang mit mir berühren mich und deine ständige Verfügbarkeit ist ein Geschenk, das mein Herz auf ewig tragen wird. Danke Brüderchen.

Ein herzliches Dankeschön geht an all jene, die mich auf meiner Reise begleitet haben, oder dies noch immer tun. Ich freue mich ebenso auf alle positiven Begegnungen mit Menschen, die noch folgen mögen.

Ein besonderer Dank gilt dem Geest-Verlag, der diesem Buch so viel Hoffnung schenkte, dass einer Veröffentlichung nichts mehr im Wege stand.

Nachwort

An den Autisten oder die Autistin, der/die diese Zeilen liest:
Du bist einzigartig und wunderbar genau so, wie du bist. Deine Reise mag manchmal steinig sein, doch vergiss niemals, wie tapfer und stark du bist. Du kannst alles schaffen, schließlich hatte sich auch niemand erträumen können, dass ich irgendwann studieren werde, und doch ist es so gekommen. Nur Mut! In den Wirbelwinden deiner Empfindungen und Gedanken möge dieses Buch dir ein stiller Begleiter sein. Möge es dich daran erinnern, dass deine Stimme zählt, deine Geschichte wichtig ist und du das Recht hast, deinen eigenen Weg zu gehen. Du bist nicht allein – in dieser Gemeinschaft, die aus vielen Stimmen besteht, wünsche ich dir, dass du Verbundenheit, Verständnis und Hoffnung findest.

An die Eltern und Familie von autistischen Menschen:
Eure Liebe und eure Bemühungen sind von unschätzbarem Wert. Auch wenn euer Kind anders ist, macht das seine Einzigartigkeit nicht weniger wertvoll. Lasst euch von diesem Buch ermutigen, eurem Kind Raum zu geben, es zu verstehen und seine Besonderheiten zu feiern. Die Reise mag herausfordernd sein, aber in eurer bedingungslosen Liebe und Unterstützung findet euer Kind Sicherheit. Dabei ist es entscheidend, eure innersten Gedanken und Gefühle auszusprechen, denn auf andere Weise können wir Autisten sie nicht erfahren. Wir sind vielleicht nicht immer in der Lage, es verbal auszudrücken, eure Wertschätzung erfüllt uns aber mit großer Dankbarkeit.

An alle, die beruflich mit autistischen Menschen arbeiten: Eure Arbeit ist von immenser Bedeutung. Jeden Tag tragt ihr dazu bei, Brücken des Verständnisses zu bauen und Barrieren niederzureißen. Eure Geduld, Empathie und Hingabe sind ein Geschenk für jene, die eure Begleitung benötigen. Möge dieses Buch euer Herz ermutigen und euch darin bestärken, euren wertvollen Beitrag fortzusetzen. Eure Bemühungen formen die Zukunft.

An alle Menschen, denen dieses Buch zufällig in die Hände gefallen ist: Ein herzliches Dankeschön, dass Sie es bis hierhin gelesen hast!

Ich wünsche mir, dass die Worte dieses Buches wie ein sanfter Windhauch der Erkenntnis in den Herzen verweilen und in den Gedanken von uns allen nachhallen werden.

Corinna Anne Hoffmann